JN127657

脳卒中後の
管理と再発・重症化予防

編著 峰松一夫 国立循環器病研究センター名誉院長

序文

脳卒中（脳血管障害）の急性期治療やリハビリテーションを解説した専門書籍は数多あるが，慢性期（生活期）の書籍は少ない。本書はまさに，かかりつけ医をターゲットに，脳卒中慢性期患者の管理，再発・重症化予防を論じたユニークな書籍である。

現在，年間約30万人が脳卒中を発症し，入院中死亡率10～20%，要介護状態40～50%，有病者数300万人前後とされている。超高齢者が急増する2030～40年までに，患者数は現在の1.5～2.0倍に増加するという。多くの患者，家族にとって，発症当初の超急性期・急性期治療，回復期リハビリテーションの期間は短い。その後，障害の改善，要介護状態からの脱却，復職・復学を含む社会復帰を望みつつ症状の悪化や再発を恐れる慢性期，生活期が長く続くことになる。この間の，患者，家族の心理的，経済的負担は甚大である。

脳卒中に特有な諸問題，予防，啓発，発症時搬送体制，急性期専門医療体制，リハビリテーション，後遺症患者の生活の質，切れ目のない保健・医療・福祉サービス提供，情報収集・提供体制，研究推進などを一括して，かつ国家レベルで取り組むことを目的とした，いわゆる「脳卒中・循環器病対策基本法」が，2018年12月に国会で成立した。そこで急遽，本法律についての解説ページを追加した（Ⅰ総論2「脳卒中・循環器病対策基本法成立と今後の展望」）。本法律の施行は2019年末の予定であり，具体的な対策の立案，実施までには，まだ数年はかかるであろう。今回本書で取り上げた病型別の再発予防，慢性期管理，生活期（維持期）リハビリテーション，患者・家族支援などは，大きなアジェンダとなるはずである。

本書を手にされる医療関係者の皆さん（特にかかりつけ医）は，ぜひ関連多職種の保健，医療，福祉サービスのスタッフとはもちろん，患者本人・家族とも協働して，脳卒中後の管理，再発・重症化予防に努め，さらには患者・家族の生活の質の向上や社会参加に力を貸して頂きたい。本書により，その作業が少しでも円滑に進むことを願っている。

最後に，本書の分担執筆を担当頂いた専門医の皆様，村上由佳氏をはじめとする日本医事新報社の関係者の方々に感謝したい。

2019年3月　峰松一夫

目 次

執筆者一覧

峰松一夫	国立循環器病研究センター 名誉院長
上原敏志	兵庫県立姫路循環器病センター 神経内科 部長
岡田敬史	国立循環器病研究センター 脳血管内科・脳神経内科
豊田一則	国立循環器病研究センター 副院長
池之内 初	国立循環器病研究センター 脳血管内科・脳神経内科
八木謙次	川崎医科大学 脳神経外科 講師
宇野昌明	川崎医科大学 脳神経外科 教授
堀川弘吏	杏林大学医学部 脳神経外科 助教
塩川芳昭	杏林大学医学部 脳神経外科 教授
星野晴彦	東京都済生会中央病院 副院長(神経内科・脳卒中センター)
吉野文隆	国立病院機構九州医療センター 脳血管・神経内科
岡田　靖	国立病院機構九州医療センター 脳血管・神経内科 副院長
徳永敬介	国立病院機構九州医療センター 脳血管・神経内科
矢坂正弘	国立病院機構九州医療センター 脳血管・神経内科 科長
園田　茂	藤田医科大学医学部 リハビリテーション医学Ⅱ講座 教授
岡崎英人	藤田医科大学医学部 連携リハビリテーション医学講座 准教授
水野志保	藤田医科大学医学部 リハビリテーション医学Ⅱ講座 講師
徳永　誠	熊本機能病院 脳神経内科 筆頭部長
上野誠也	熊本機能病院 医療連携支援部
橋本洋一郎	熊本市立熊本市民病院 神経内科 首席診療部長

I 総論：脳卒中患者のよりよき人生のために

1 脳卒中のインパクト

脳卒中は，日本国民の命と暮らしを直撃する病気である。すなわち，①国民死因の第3位であり，②寝たきりの最大の原因である。また，③代表的要介護性疾患である「認知症」の主要原因のひとつでもある。その結果，④医療費や介護費，その他の経済的負担など甚大なる個人的，社会的負担をもたらしている。脳卒中患者は後期高齢者層に多く，超高齢社会が進行するわが国では，今後20～30年間にわたる患者数の急増が危惧されている。まさに，脳卒中は日本国民に対する脅威である。

本書は，急性期を脱した後の回復期，維持期（生活期）の脳卒中に焦点を当て，この時期の脳卒中患者の診療，指導についてわかりやすく解説することを目的としている。その第一歩として，わが国における脳卒中のインパクトを整理しておく。

1 わが国における死因としての脳卒中

わが国の2017（平成29）年の総死亡者数は約134万人で，前年より3万人以上増加した。疾患別では，悪性新生物（癌）の約37万3,000人（27.9％），心疾患の約20万5,000人（15.3％）についで，**脳血管疾患（脳卒中）は約11万人（8.3％）で第3位**であった（図1）[1]。

諸外国では癌と心臓病による死亡が多く，脳卒中死亡の比率はそれほど高くない。わが国の脳卒中死亡は1960年代がピーク（死因の第1位）であったが，1970年代以降は減少傾向が続いている。しかしそれでも，諸外国に比べると総

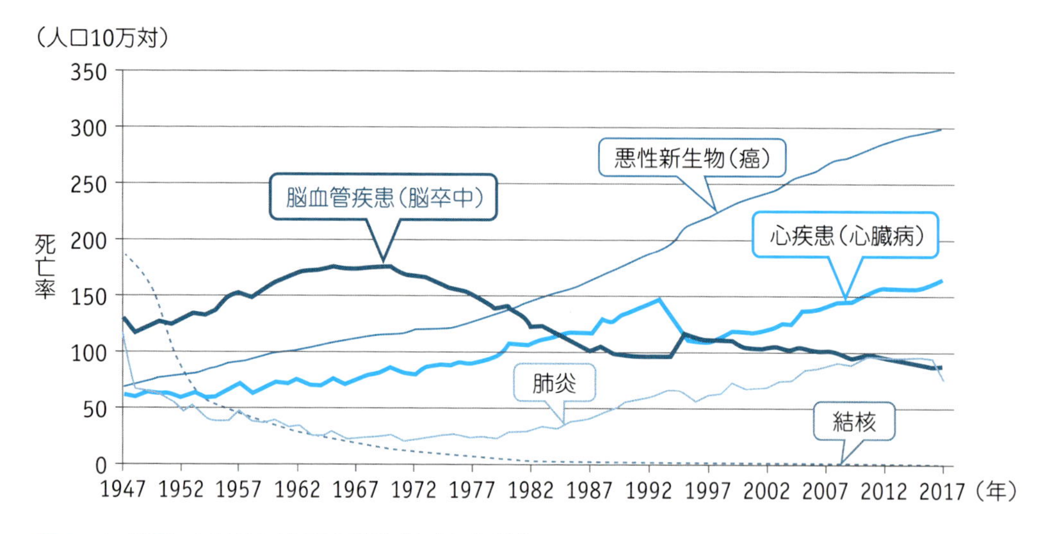

図1 わが国における死亡率の推移(主な死因別) (厚生労働省:人口動態統計の数値をもとに作成)

死亡に占める脳卒中死亡の比率は相対的に高いと言える。

2 増加する脳卒中患者

わが国の脳卒中総患者数については,必ずしも明らかではない。厚生労働省による「平成26年(2014)患者調査の概況」では,入院約15万9,000人,外来約9万4,000人,合計約25万3,000人と報告された。調査日の未受診者も考慮した推計では,総患者数117万9,000人であった。

一方,秋田県の脳卒中発症登録とその追跡記録に基づく全国の脳卒中有病者数推計では,脳卒中発症は年間約30万人であり,有病者数は2020年段階で約290万人になると予想された[2)]。滋賀県脳卒中発症登録事業では,2011(平成23)年における日本全国での脳卒中新規発症は約22万人で,再発も含めた発症総数は約29万人と推計された[3)]。わが国を代表するこれら2つの発症登録調査から,**脳卒中発症は年間30万人,有病者数は300万人前後**と推計できる。

年齢別患者数のピークは,悪性新生物の70~74歳,心疾患のそれは75~79歳であるのに対し,脳卒中のそれは75~79歳および80~84歳とより高齢である(図2)。未曽有の超高齢社会に突入したわが国では,2025年には5人に1人が75歳以上,3人に1人が65歳以上となり,2030~2040年には超高齢者数のピークを迎える。高齢~超高齢者で有病率の高い脳梗塞,認知症,心不全の患者数も,2030~2040年までに現在の1.5~2倍程度にまで増加すると予測さ

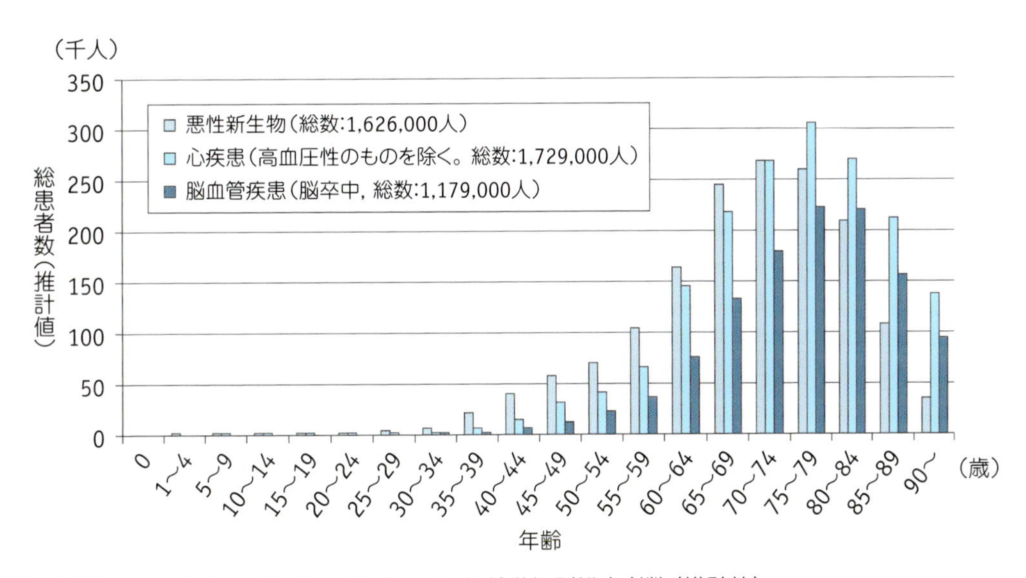

図2　悪性新生物（癌）・心疾患・脳卒中の年齢階級別総患者数（推計値）

（厚生労働省：平成26年〔2014〕患者調査の数値をもとに作成）

れている。これからのわが国の医療・介護の最大の問題は，これらの疾患をどう予防，治療・介護し，管理・指導するかという点である。

3 健康寿命短縮原因としての脳卒中

前述の滋賀県脳卒中発症登録事業によると，病院退院時点で，死亡率は17%，要介護状態患者の割合は46%であった[3)]。すなわち脳卒中発症者の約2/3が，死亡あるいは要介護状態であった。

厚生労働省の「平成28年国民生活基礎調査の概況」によると，介護が必要となった主な原因は「認知症」が18.0%で最も多く，ついで「脳血管疾患（脳卒中）」16.6%，「高齢による衰弱」13.3%の順であった（図3）。しかし，**最も重度な「寝たきり」に相当する要介護度5に限れば，脳卒中は30.8%と第1位であった**（認知症は第2位の20.4%）[4)]。「久山町研究」によると，認知症の約3割が血管性認知症であった[5)]。血管性認知症は脳梗塞や脳出血などが原因となるので，要介護や寝たきりに及ぼす脳卒中の影響はより深刻である。

2013（平成25）年におけるわが国の平均寿命は男80.2歳，女86.6歳であった。これに対し，他人の介助・介護を必要としない健康寿命は男71.2歳，女74.2歳であった。すなわち，男で約9年，女で約12年の要介助・介護期間がある。脳卒中は，健康寿命短縮の主要原因のひとつである。

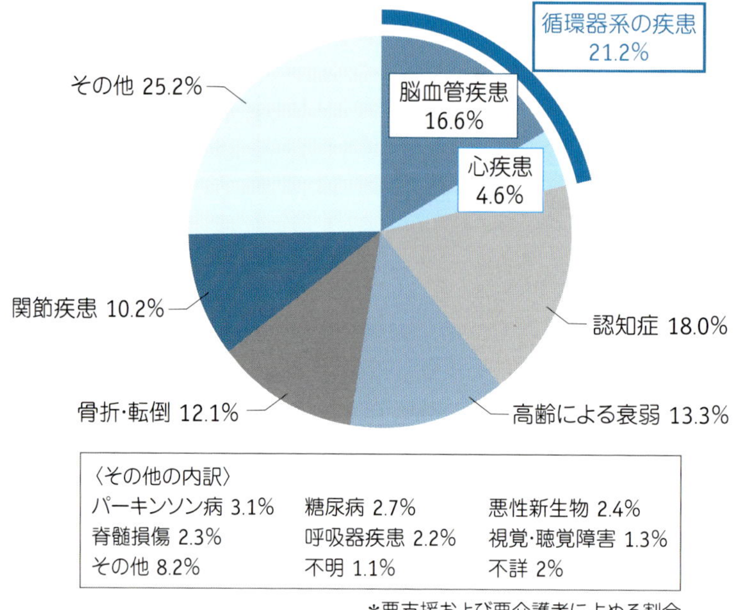

図3 介護が必要となった主な原因の構成割合

（文献4の数値をもとに作成）

4 医療・介護費に対するインパクト

2016（平成28）年度の**医科診療医療費**の総額は約30兆2,000億円であった。傷病分類別では，悪性新生物は第2位（14.1%）で，脳卒中を含む循環器系疾患が19.7%（約5兆9,000億円）で，うち**脳血管疾患は約1兆8,000億円**であった。脳卒中は要介護者も多いため，**介護費も約1兆9,000億円**と高額であった。さらに，患者本人や家族が負っている経済的負担も莫大であり，脳卒中がいかに深刻な疾病であるかがわかる。

まとめ

- わが国の脳卒中死亡は年間約11万人（8.3%）で，癌，心疾患について第3位であった。
- わが国の脳卒中発症は年間約30万人，有病者数は300万人前後である。
- 脳梗塞，認知症，心不全患者数は，2030〜2040年までに現在の1.5〜2倍程度まで増加する。

➡ 脳卒中は要介護原因の第2位，寝たきり原因の第1位で，健康寿命短縮の原因として重要である。

➡ 脳卒中にかかる医療費は年約1兆8,000億円，介護費は年約1兆9,000億円と高額である。

文献

1) 厚生労働省：平成29年（2017）人口動態統計（確定数）の概況．2018.
[https://www.mhlw.go.jp/toukei/saikin/hw/jinkou/kakutei17/dl/00_all.pdf]
2) 喜多義邦，他：脳卒中有病者数と脳卒中による要介護者数の推定．
[http://www.stroke-project.com/pdf/p000_1.pdf]
3) 滋賀医科大学：平成29年6月6日付プレスリリース．2017.
[https://www.shiga-med.ac.jp/sites/default/files/2017-10/H290613.pdf]
4) 厚生労働省：平成28年国民生活基礎調査の概況．2017.
[https://www.mhlw.go.jp/toukei/saikin/hw/k-tyosa/k-tyosa16/dl/16.pdf]
5) Matsui Y, et al：J Neurol Neurosurg Psychiatry. 2009；80(4)：366-70.

峰松一夫

2 脳卒中・循環器病対策基本法成立と今後の展望

前項で述べたように，脳卒中のインパクトは甚大である。約10年前より，脳卒中に関係する諸問題の根本的解決のためには国を挙げての対策が必要であるとの認識から，公益社団法人日本脳卒中協会を中心に「脳卒中対策基本法」の法制化運動が始まり，2016年より脳卒中以外の循環器病も含む包括的な基本法法制化運動へと発展した。その結果，2018（平成30）年12月10日，臨時国会最終日に「法律第百五号　健康寿命の延伸等を図るための脳卒中，心臓病その他の循環器病に係る対策に関する基本法」，**いわゆる「脳卒中・循環器病対策基本法**（以下，**脳循法**と略記する）**」が成立**し，同年12月14日に公布された。脳循法は，わが国における脳卒中対策の抜本的解決に貢献すると期待されている。本書のテーマである「脳卒中後の管理と再発予防」にも大きく影響するであろう。

ここでは，脳循法成立までの経緯，概要，さらに「脳卒中後の管理と再発予防」に及ぼす影響について概説する。

1 成立までの経緯

筆者が理事長を務める日本脳卒中協会は，脳卒中の予防と患者・家族の支援を目的に，1997（平成9）年に設立され，2005（平成17）年に社団法人の，さらに2012（平成24）年に公益社団法人の認可を受けた。2006（平成18）年に，いわゆる「がん対策基本法」が成立して以来，がん研究・医療は著しく進歩した。同じ年に発足10周年を迎えた日本脳卒中協会は，「脳卒中戦略会議」を開催し，そこで脳卒中対策法制化の必要性が話題となった。2008（平成20）年に，改めて協会内に「脳卒中対策検討特別委員会」が設置され，筆者が委員長に選任された。2009（平成21）年には，脳卒中関連9学術団体も合流し，そこでの議論をもとに「脳卒中対策基本法要綱案」を策定，そこから「脳卒中対策基本法」法制化運動がスタートした。

しかし，その後の二度にわたる政権交代や東日本大震災の影響により，作業は難航した。2014（平成26）年に「脳卒中対策を考える議員の会」が発足し，その年の通常国会に18万人以上が署名した請願書が提出され，それを受けて参議院厚生労働委員会で「脳卒中対策基本法案」が発議された。しかし，本法案は継続審議となり，その後の解散・総選挙により廃案となった。

この段階までに，脳卒中といった個別疾患に対して基本法をつくることに対する強い批判があった。また，日本心臓財団や日本循環器学会を含む循環器病関係諸団体からの申し入れや，「脳卒中対策を考える議員の会」幹部からの打診などもあり，心臓病を含む循環器病と脳卒中とを合わせた包括的な基本法の成立をめざすこととなった。

2016（平成28）年には，日本脳卒中協会と日本循環器学会とが事務局機能を分担する「脳卒中・循環器病対策基本法の成立を求める会」が発足した。以後，専用ホームページの開設，三度にわたる国会集会開催，関連団体や各政党，議員への働きかけ等が精力的に行われた。その結果，「脳卒中戦略会議」から数えて11年目，「脳卒中対策検討特別委員会」から数えて10年目にやっと脳卒中・循環器病対策基本法が成立するに至った。

2 脳卒中・循環器病対策基本法の概要

表1に，脳循法の概要を示す。基本的施策としては，①啓発と予防の推進，②発症時の搬送および受け入れ医療機関の体制整備，救命救急士等への研修機会確保，③専門医療機関整備，④後遺症を有する患者の生活の質の向上，⑤保健・医療・福祉サービス提供に関する各種機関の連携協力体制整備，⑥保健・医療・福祉業務従事者の育成と質の向上，⑦保健・医療・福祉関連情報の収集・提供体制整備，患者相談支援の推進，⑧研究推進が挙げられている。さらに附則として，⑨てんかん，失語症等の脳卒中後遺症を有する者に関する施策の検討と必要な措置を講ずることが追加された。

これら基本的施策は，国（厚生労働省），および都道府県ごとに設置される循環器病対策推進協議会において循環器病対策推進計画が策定され，それに基づいて具体的に実施される。また，実施主体の国，地方公共団体だけではなく，

表1 「健康寿命の延伸等を図るための脳卒中，心臓病その他の循環器病に係る対策に関する基本法」，いわゆる「脳卒中・循環器病対策基本法（脳循法）」の概要

1 第一条：目的
脳卒中，循環器病の予防に取り組む等により国民の健康寿命の延伸等を図り，あわせて医療介護の負担軽減に資するため，脳卒中・循環器病対策を総合的かつ計画的に推進

2 第二条：基本理念
(1)第1号
①循環器病予防，②発症時の迅速・適切対応の重要性
→国民の理解と関心を深化
(2)第2号
①発症時の搬送，医療機関の受け入れの迅速かつ適切な実施
②リハビリテーションを含む医療の迅速な提供
③後遺症を有する者への福祉サービスの提供，その他の患者等に対する保健・医療・福祉サービスの提供
→居住地域にかかわらず等しく，継続的かつ総合的に行われるようにする
(3)第3号
①専門的，学際的または総合的な研究の推進
②研究等の成果の普及，情報提供
③企業等における成果活用→商品またはサービスの開発，提供

3 第三～第七条：責務
(1)第三条：国の責務→循環器病対策の総合的策定，実施
(2)第四条：地方公共団体の責務→基本理念にのっとり，国との連携を図りつつ，地域特性に応じた施策の策定，実施
(3)第五条：医療保険者の責務→国・地方公共団体が講ずる施策への協力に努める
(4)第六条：国民の責務→循環器病に関する正しい知識の獲得，予防への積極的取り組み，自己またはその家族等の循環器病発症時の迅速かつ適切な対応に努める
(5)第七条：保健・医療・福祉業務従事者の責務→国・地方公共団体が講ずる循環器病対策への協力，予防への寄与，患者等への良質かつ適切な保健・医療・福祉に係るサービスの提供に努める

4 第八条：法制上の措置等
政府は，必要な法制上または財政上の措置その他の措置を講ずる

5 第九～第十一条：循環器病対策推進基本計画等
(1)第九条：政府は，循環器病対策推進計画を策定
(2)第十条：厚生労働大臣は，他の関係行政機関に必要な施策実施を要請
(3)第十一条：都道府県は，都道府県循環器病対策推進計画を策定

6 第十二～第十九条：基本的施策
(1)第十二条：啓発または知識の普及，禁煙・受動喫煙の防止の推進等の予防推進に係る施策
(2)第十三条：発症時の搬送および医療機関による受け入れの迅速かつ適切な実施を図るための体制整備，救命救急士・救急隊員に対する研修機会の確保等に係る施策
(3)第十四条：専門医療の提供等を行う医療機関の整備等に関する施策
(4)第十五条：後遺症を有する者の生活の質の向上に係る施策
(5)第十六条：保健・医療・福祉サービスの提供に関する消防機関，医療機関等の連携協力体制の整備に関する施策
(6)第十七条：保健・医療・福祉業務従事者の育成，質の向上に係る施策
(7)第十八条：保健・医療・福祉に関する情報（症例情報その他）の収集・提供を行う体制の整備，患者等に対する相談支援等の推進に係る施策
(8)第十九条：研究の推進等に係る施策

（次頁に続く）

〔表1　続き〕

7　第二十～第二十一条：循環器病対策推進協議会等 (1) 第二十条：厚生労働省に，循環器病対策推進協議会を置く (2) 第二十一条：都道府県は，都道府県循環器病対策推進協議会を置くように努める 8　附則第一～第三条：その他 (1) 附則第一条：公布日から起算して1年を超えない範囲内において政令で定める日から施行 (2) 附則第二条：糖尿病に起因して人工透析を受けている者等で下肢末梢動脈疾患を有するものに関する施策について検討を加え，その結果に基づいて所要の措置を講ずること等 (3) 附則第三条：てんかん，失語症等の脳卒中の後遺症を有する者に関する施策について検討を加え，その結果に基づいて所要の措置を講ずること等

医療保険者，国民，保健・医療・福祉業務従事者も施策実現への協力が求められてる。

本基本法は2019年12月までに施行される。実際には，2020年の早い時期に国の循環器病対策推進協議会が組織され，国レベルの循環器病対策推進計画が審議策定される。ついで各都道府県に都道府県循環器病対策推進協議会が設置され，国の推進計画をもとに，各地方の特性に応じた施策が計画，実施されることになる。各施策には予算措置等も必要となるため，具体的に実施され始めるのは，早くても2020年後半～2021年前半以降になるであろう。

3 脳循法の脳卒中後の管理と再発・重症化予防に及ぼす影響

脳循法の成立により，従来はバラバラに行われていた各種対策が，国および都道府県の推進計画やそれに基づく施策として統一的かつ強力に実施されることが期待される。本書のテーマ「脳卒中後の管理と再発・重症化予防」については，以下のような影響が予想される。

1）予防の推進

脳卒中の危険因子，予防策についての市民啓発の現状は十分とは言えない。国民が，脳卒中に関する正しい知識を獲得できれば，初発予防はもちろんのこと，再発防止や重症化予防にも有益である。発症時対応に関する正しい知識の獲得は，初発時はもちろん再発時にも有効な治療の実施につながり，転帰の改善，重症化予防が期待できる。その影響は非常に大きい。

2) 継ぎ目のない医療体制の確保

発症時の救急搬送体制や超急性期専門医療体制の全国的整備，回復期から維持期（生活期）にわたるリハビリテーション，在宅生活に至るまでの継ぎ目のない保健・医療・福祉サービス体制を確保することにより，転帰の改善はもちろん，効果的な再発防止・重症化予防が可能となる。

3) 生活の質の維持，向上

患者への福祉サービスの充実を図り，復職や学業復帰などを含む社会参加を支援する。これにより，本人の心身の不調や主たる介助・介護の担い手である家族の生活問題の改善にも波及効果が期待できる。

4) 情報収集体制の整備

現在，全国規模での詳細な脳卒中患者情報の収集は行われていない。脳卒中に係る保健，医療および福祉サービスに関する情報収集および提供体制が整備されれば，患者・家族その他の関係者に対する相談支援等が推進される。また，全国規模で症例情報を体系的に収集する体制の整備により，新たな予防，診断，治療，リハビリテーション法の開発，各医療機関等における成果の活用にもつながる。

5) 研究・開発の促進

革新的な医薬品・医療機器の研究開発の促進により，脳卒中後の管理法や再発予防策が改善される。特に，再生医療やリハビリテーションの進歩，ICTやAIを利用した診断・治療法・機器の飛躍的進歩，介護サービスの充実，合理化などが期待されている。

まとめ

- 2018（平成30）年12月に，「脳卒中・循環器病対策基本法（脳循法）」が成立した。
- 本法により，全国レベルでの予防の推進が進むであろう。
- 発症時，急性期，回復期，維持期（生活期），在宅生活までの継ぎ目のない保健・医療・福祉サービス体制の確保，患者・家族の生活の質の改善も期待される。
- 情報収集・提供体制の整備や研究・開発の促進も図られるであろう。

――峰松一夫

3 脳卒中の再発予防

総論

脳卒中を発症すれば，麻痺や失語症，嚥下障害などの神経症状が生じる。時間経過に伴う自然回復，リハビリテーションによる機能回復も一定程度期待できるが，長期的には後遺症が残存し，日常生活動作の障害が生じる。同時に，脳卒中患者は常に再発の危険性に晒されている。「久山町研究」の追跡調査によると，**10年間の再発率は脳梗塞49.7%，脳出血55.6%，くも膜下出血70.0%と高率**であった[1)]。再発により後遺症の悪化や新たな後遺症の発生により，日常生活はさらに困難となるので，極力これを回避する必要がある。再発リスクは，発症直後1カ月以内の急性期が最も高いため，発症直後から再発予防を開始する必要がある。

1 脳卒中再発予防戦略

再発予防のためには，いわゆる脳卒中の危険因子を減らすことが重要である。脳卒中の危険因子として上げられているものの多くは，初発の危険因子として研究されているため，再発の危険因子とまったく同じではない。しかしながら，再発予防の観点からもこれらの危険因子の回避，軽減，治療は重要である。**代表的な危険因子としては，①高血圧，②糖尿病，③脂質異常症，④心房細動を含む心臓病，⑤喫煙，⑥大量飲酒，⑦肥満，⑧運動不足，⑨睡眠時無呼吸症候**

表1　脳卒中予防十か条

1. 手始めに 高血圧から 治しましょう
2. 糖尿病 放っておいたら 悔い残る
3. 不整脈 見つかり次第 すぐ受診
4. 予防には たばこを止める 意志を持て
5. アルコール 控えめは薬 過ぎれば毒
6. 高すぎる コレステロールも 見逃すな
7. 食事の 塩分・脂肪 控えめに
8. 体力に 合った運動 続けよう
9. 万病の 引き金になる 太りすぎ
10. 脳卒中 起きたらすぐに 病院へ

（日本脳卒中協会のHPより引用）

群などがある。

日本脳卒中協会は，「脳卒中予防十か条」を発表し，生活習慣の見直しと生活習慣病の治療を勧めている（**表1**）。これらの1つひとつの危険因子が軽度であっても，複数が重なると発症リスクは上昇する。すなわち，これらの危険因子を1つだけ管理・是正しても，発症リスクの低下は軽度であるが，もし**すべての危険因子を管理できた場合には，発症リスクは80%以上も低下する**という。

なお，①高血圧，②糖尿病，③脂質異常症，④不整脈（心房細動）は，医学的管理・治療の対象となるので，「生活習慣病の管理・治療」の項で解説する。これら生活習慣病の原因となる，食事，運動，喫煙，大量飲酒，肥満，睡眠障害などの生活習慣の管理・是正については，「生活習慣の見直し（食事・運動を含む）」の項で解説する。

脳卒中，特に脳梗塞の再発予防のためには，薬物治療や手術療法が適応となる場合がある。詳細はⅡ章で論じられるので，「薬物療法」と「手術療法」については概要を解説する。

2 脳卒中のrecommendation gradeについて

この後で述べる治療方針については，しっかりとしたエビデンスに基づくものから，十分なエビデンスがないものまで様々である。そこで本項では，日本脳卒中学会による『脳卒中治療ガイドライン2015』の推奨グレード分類に準拠して表示する（**表2**）[2)]。

表2　脳卒中のrecommendation gradeに関する日本脳卒中学会委員会の分類(2015)

推奨のグレード Grades of recommendation	内容 Type of recommendation
A	行うように強く勧められる(1つ以上のレベル1*の結果)
B	行うように勧められる(1つ以上のレベル2*の結果)
C1	行うことを考慮してもよいが，十分な科学的根拠がない
C2	科学的根拠がないので，勧められない
D	行わないよう勧められる

*レベル1，2は，エビデンスレベルを示す。すなわち，レベル1はエビデンスがきわめて確かなもの，レベル2はほぼ確かなものに相当する。エビデンスレベルの分類は，Oxford Centre for Evidence-Based Medicine 2011 Level of Evidenceに従っている。

(文献2より引用)

まとめ

- 脳卒中10年間再発率は脳梗塞49.7%，脳出血55.6%，くも膜下出血70.0%と高率。
- 代表的危険因子として，①高血圧，②糖尿病，③脂質異常症，④心房細動を含む心臓病，⑤喫煙，⑥大量飲酒，⑦肥満，⑧運動不足，⑨睡眠時無呼吸症候群などがある。
- すべての危険因子を管理できれば，脳卒中発症リスクは80%以上低下する。

生活習慣の見直し(食事・運動を含む)

脳卒中再発のリスクを低下させるためには，食生活，運動習慣，入浴，睡眠など生活習慣の見直しが必要である。

1 食事

食生活においては，**①減塩(1日6g未満)**，**②適正エネルギー量の厳守**を中心に行う。さらに，野菜，果物，青魚などに含まれる，**③ビタミン**，**④食物繊維**，**⑤不飽和脂肪酸などの積極的摂取**にも取り組む。野菜メニューを多くし，揚げ物はできるだけ減らし，刺身や焼き魚などを選ぶように心がける。

ソーセージ，ベーコンなどの加工肉，バター，菓子，甘みの強い果物などは，塩分，脂質，糖分が多く，これらの過剰摂取は避ける。外食，あるいはスーパーやコンビニなどで販売されている調理済み食品を購入して自宅で食べる中食のメニューには，塩分や脂質が多い傾向があり，摂取量や組み合わせに注意が必要である。漬け物やうどん，ラーメンの汁などは塩分量が多いので，摂取量を抑制し，汁類は全部を摂取せずに残すように努めたい。

脳卒中後遺症として嚥下障害がある場合は，誤嚥性肺炎や低栄養のリスクが増す。食材を軟らかく煮たり，とろみをつけるなど，嚥下しやすくする工夫が必要である。

2 飲酒，喫煙

出血性脳卒中(脳出血，くも膜下出血)の発症率と飲酒量との間には正の相関があり，虚血性脳卒中(脳梗塞)の発症率との間にはJカーブ現象がみられる。わが国の研究でも，大量飲酒では全脳卒中の発症率が68%増加，少量～中等量の飲酒では虚血性脳卒中の発症率が39%少なかったという[3]。したがって，脳卒中発症，**再発予防のためには，大量飲酒を避けなければならない(グレードA)**。

喫煙も脳卒中，特に脳梗塞，くも膜下出血の有意な危険因子である[4]。そのリスクは喫煙本数が多いほど大きく，5～10年間の禁煙で脳卒中のリスクは低下する。受動喫煙も脳卒中の危険因子となる。再発予防の観点から，喫煙者には禁煙が強く勧められ(グレードA)，受動喫煙も回避したほうがよい(グレードB)。**医師は，脳卒中患者の喫煙に対して，きちんと禁煙指導，治療を行う**必要がある。禁煙のためには，禁煙教育，ニコチン置換法，経口禁煙薬が勧められる。

3 運動

適度な運動は，心身に対して様々な好ましい効果をもたらす。運動不足は，肥満，高血圧，耐糖能障害，脂質異常症，メタボリック症候群などの脳卒中リスク要因と関連が深い。

脳卒中後であっても麻痺がない，あるいは軽い麻痺で運動が可能な場合には，適度な運動を習慣づけることが勧められる。具体的には，1日30分ほどの有酸素運動を週2回以上行うように務める。有酸素運動は，筋肉が使う酸素を呼吸で補いながら行う運動の総称であり，ウォーキングや水泳，水中歩行などが代表的なものである。**有酸素運動を習慣にすると，減量や体力向上が期待でき，ひいては高血圧や糖尿病，脂質異常症などの改善にもつながる。**

後遺症として麻痺があり，十分な運動が困難な場合でも，杖をつきながらの散歩や，ベッド上や坐位での体操など，自分のペースで可能な運動を続けることが勧められる。デイサービスを利用すれば，体操やレクレーションで他の利用者と一緒に体を動かすことができる。

4 入浴，睡眠など

日常生活では，血圧変動や脱水につながる状況は避けるべきである。

1) ヒートショックの防止

環境温度の変化は，血圧や脈拍の大幅な変動の原因となり，血管事故，いわゆるヒートショックの危険性を高める。冬場の脱衣場やトイレは暖かく保つべきであり(25℃前後)，また入浴はややぬるめの湯とし(38～40℃)，入浴時間も10分程度とする。なお，湯船から出る際に急な血圧低下によるめまい，ふらつき，失神を起こす場合がある。転倒，打撲(特に頭部)，骨折を含む外傷，湯船での溺水などの事故を招きうるので，注意が必要である。

2) 脱水の予防

夏はクーラーなどをうまく利用し，熱中症や脱水を避ける必要がある。入浴前，夏の就眠前などにはコップ1杯を飲む習慣をつけるとよい。

十分な睡眠の確保も重要である。睡眠時間が十分であるにもかかわらず，日中に眠気を感じる場合，ウトウトしていることが多い場合は，**睡眠時無呼吸症候群(sleep apnea syndrome；SAS)**の可能性がある。SASは，独立して，あるいは種々の脳卒中危険因子に関連して，脳卒中のリスクを高めている可能性がある。具体的には，①睡眠中のいびきが大きい，②睡眠中の呼吸停止のエピソードがある，③日中のひどい眠気，④全身倦怠感，⑤頭痛などがある場合はSASを疑い，専門医受診を勧める。なお，個々の病態に応じたSASの治療は血圧を低下させる効果があるが，脳卒中予防効果については，まだ十分な科学的根拠がない(グレードC1)。

まとめ

- ➡ 食生活は，減塩（1日6g未満），適正エネルギー量の厳守を中心に見直す。
- ➡ 大量飲酒を避けること，喫煙者に対しては禁煙を強く勧める。
- ➡ 適度な有酸素運動（ウォーキングや水泳，水中歩行など）を習慣づける。
- ➡ 環境温度に注意し，ヒートショックや脱水を防止する。
- ➡ 十分な睡眠の確保と睡眠時無呼吸症候群の診断・治療に心がける。

生活習慣病の管理・治療

脳卒中患者には様々な生活習慣病が合併している。急性期脳梗塞の全国登録調査J-MUSICにおける合併疾患の頻度は，高血圧61％，糖尿病25％，心房細動21％，脂質異常症17％の順に高かった[5)]。これらの疾患は，脳卒中初発はもちろん再発の危険因子でもある。これらの疾患を放置せず，適切に管理・治療していくことが，再発や重症化予防の上できわめて重要である。**表3**に，脳卒中患者における血圧，脂質，血糖値の管理目標値を示す。なお，年齢や脳卒中病型，合併症の有無により，これらの目標値は若干異なる場合がある。

表3 脳卒中慢性期の血圧，脂質，血糖値の目標値[*1]

項目	目標値
1. 血圧	
•診察室血圧	140/90mmHg未満
•（抗血栓療法中の）診察室血圧	130/80mmHg未満
•家庭血圧	135/85mmHg未満
2. 血糖値	
•空腹時血糖値	130mg/dL未満
•随時血糖値	180mg/dL未満
•ヘモグロビンA1c（NGSP[*2]）	7.0%未満
3. 脂質	
•LDLコレステロール	120mg/dL未満
•HDLコレステロール	40mg/dL以上
•中性脂肪	150mg/dL未満

＊1 年齢や合併症の有無により目標値は異なる場合がある。
＊2 国際標準値。

1 高血圧

脳卒中の危険因子とされる生活習慣病の中で，高血圧は最も合併頻度が高く，かつ脳梗塞，脳出血のいずれの初発，再発にも関係が深い。脳卒中の再発予防では，降圧療法が推奨される[6)]。通常は，**診察室血圧で140/90mmHg未満が目標となる**が（**グレードA**），脂質異常症や糖尿病を合併する場合には，再発の危険性がより高まるので，より厳格な管理が求められる。また抗血栓療法を行っている患者では，出血性合併症（特に脳出血）の危険度が高まるため，これを回避するためにより厳格な130/80mmHg未満を目標とする（グレードC1）。脳出血の場合は，可能であれば130/80mmHg未満にコントロールするように勧められる（グレードB）。

両側内頸動脈狭窄，主幹動脈閉塞例では，降圧に伴う脳血流量低下の危険性もあるため，降圧療法を考慮してもよいが過度の降圧には注意する必要がある（グレードC1）。

患者には，毎日決まった時間帯に家庭血圧を測定し，記録する習慣を指導する。特に起床後間もない時期は血圧が高くなりやすいので，血圧管理のよい目安となる。用いる薬剤としては，カルシウム拮抗薬，利尿薬，アンジオテンシン変換酵素（ACE）阻害薬，アンジオテンシンⅡ受容体拮抗薬（ARB）などが挙げられる。

2 糖尿病

糖尿病があると脳梗塞の再発率が高くなるが，**脳梗塞再発予防という観点での血糖値の治療目標に関する明確な研究結果はない**。とはいえ，糖尿病の各種合併症（腎症，網膜症，神経症など）予防のために，ヘモグロビンA1c（HbA1c）値7.0%未満，空腹時血糖値130mg/dL未満，随時血糖値180mg/dL未満を目標としてコントロールを行うことが勧められる（グレードC1）。用いる薬としては，経口血糖降下薬，インスリン注射などがある。インスリン抵抗性改善薬のピオグリタゾン治療により，脳卒中再発率が低下したとの報告がある（グレードC1）[7)]。

3 脂質異常症

脂質異常症はアテローム硬化症との関連が深く，やはり脳梗塞再発のリスクとなる。**LDLコレステロール値120mg/dL未満が目標となる。**高用量のスタチン系薬剤は脳梗塞の再発予防に勧められるが(グレードB)，効果の認められた用量は国内承認用量を大幅に上回っていた点に注意が必要である[8)]。脳卒中患者にスタチンを使うと，脳梗塞再発率が22%低下したとのデータがある。国内承認用量に相当する低用量のスタチン系薬剤で治療中の患者において，エイコサペンタエン酸(EPA)製剤の併用が脳卒中再発予防に勧められる(グレードB)[9)]。

4 心房細動

非弁膜症性心房細動(non-valvular atrial fibrillation；NVAF)は，脳梗塞発症のリスクを2～7倍高くする。NVAF合併率は加齢とともに増加し，大梗塞および転帰不良例におけるNVAF合併は高頻度である。NVAFを合併する脳梗塞または一過性脳虚血発作(transient ischemic attack；TIA)の再発予防のためには，NOAC(非ビタミンK拮抗経口抗凝固薬)あるいはDOAC(直接経口抗凝固薬。NOACの別称)またはワルファリンによる抗凝固療法が勧められる(グレードB)。具体的治療法については，次項の「薬物療法」で解説する。

まとめ

- 急性期脳梗塞患者の合併疾患は，高血圧61%，糖尿病25%，心房細動21%，脂質異常症17%の順に高かった。
- 診察室血は140/90mmHg未満が目標となるが，合併疾患や病態により目標値が異なる場合がある。
- 脳梗塞再発予防という観点での血糖値の治療目標に関するデータはない。しかし，合併症予防のために，HbA1c値7.0%未満，空腹時血糖値130mg/dL未満，随時血糖値180mg/dL未満を目標とする。
- 脂質異常症では，LDLコレステロール値120mg/dL未満が目標とする。

薬物療法

脳梗塞再発予防を目的とした薬物療法として「抗血栓療法」がある。脳梗塞の原因となる血栓形成を抑制するものであるが，副作用として出血性合併症があり，その適応や用量，使用期間等には注意が必要である。「抗血栓療法」には，主として動脈内血栓を抑制する抗血小板療法と，静脈内あるいは心腔内血栓を抑制する抗凝固療法がある。

1 抗血小板療法

アテローム血栓性脳梗塞やラクナ梗塞，TIAでは，動脈硬化性病変における血栓形成が脳梗塞の原因となっていることが多く，**動脈内血栓抑制のために抗血小板薬を用いる（グレードA）**。わが国では，アスピリン，シロスタゾール，クロピドグレル，チクロピジンが，抗血小板薬として脳梗塞やTIAに適応を有している。

1）アスピリン

抗血小板薬の中で最も古い歴史があり，脳梗塞再発予防効果に関するエビデンスも豊富である。また安価でもあるので，世界的には第一選択の抗血小板薬となっている。アスピリンは，血小板に作用してCOX-1を阻害し，トロンボキサンA_2の生成を抑制することにより血小板凝集抑制作用を発揮する。脳梗塞・TIA再発予防目的には75～150mg/dayの低用量を用いる。この用量で，22%のリスク低減効果があるという[10]。一方で，出血性脳卒中の相対リスクは1.67と増加傾向にあり，頭蓋外出血は2.69倍と有意に増加させるという。消化管出血，上部消化管潰瘍・びらんの合併が増加することも示されている。

2）シロスタゾール

cyclic AMP（c-AMP）を分解するphosphodiesterase-3（PDE-3）の選択的阻害薬である。血小板内のc-AMPを増加させて血小板凝集抑制作用を発揮する。さらに，血管内皮機能改善作用や血流改善作用も有するユニークな薬剤である。

日本人の非心原性脳梗塞患者を対象にしたランダム化比較試験CSPS2では，シロスタゾール200mg/day（2分服）はアスピリン81mg/day（1分服）に比べ，全脳卒中の発症リスクを有意に25.7％減少させ，入院を有する主要な頭蓋内外出血は54.2％も有意に減少させた[11)]。副作用として頭痛や頻脈の頻度が高く，うっ血性心不全を合併している患者には禁忌で，冠動脈疾患を有する患者には慎重投与である。頻脈や頭痛が懸念される患者に対しては，100mg/dayからの漸増投与が勧められている。

3）クロピドグレル，チクロピジン

クロピドグレルもチクロピジンもチエノピリジン系の抗血小板薬である。血小板のADP受容体P_2Y_{12}に結合し，血小板内のc-AMPを増加させ，抗血小板作用を発揮する。アスピリンに比べて血管イベント低減効果が約9％優れている。ただしチクロピジンは重篤な肝障害や好中球減少症，血栓性血小板減少性紫斑病（TTP）などの重篤な副作用が散見され，問題となっていた。これらの副作用を抑えた薬剤としてクロピドグレルが開発された。わが国で実施された両薬の比較試験では，脳梗塞既往者において，クロピドグレルはチクロピジンに比し有意に有害事象が少なく，クロピドグレルの忍容性はチクロピジンよりも明らかに良好であった[12)]。

今日では，クロピドグレルが処方されることがほとんどである。なお，添付文書上は，通常はクロピドグレル75mg/dayを投与するが，年齢，体重，症状により50mg/dayを投与すると記載されている。20歳～75歳かつ体重50kg超の患者であれば，75mg/dayが推奨される。

4）抗血小板薬使用の優先順位

これまでの抗血小板薬同士の比較試験結果から，**わが国では，シロスタゾール200mg/day，クロピドグレル75mg/day，アスピリン75～150mg/dayの順に効果が優れていると考えられている（いずれもグレードA）**。チクロピジン200mg/dayは，有効性ではクロピドグレルと同等であるが，安全性，忍容性では明らかに劣ることから，推奨グレードはBとされ，新規使用は稀となっている。

5）抗血小板薬併用療法

発症3カ月以内の非心原性脳梗塞またはTIA症例に対して，アスピリンとクロピドグレルの二剤併用療法（double antiplatelet therapy；DAPT）と単剤療法（アスピリンまたはクロピドグレルのいずれか）を比較した8つのランダム化比較試験のサブ解析結果では，単剤療法に比較して二剤併用療法では脳卒中再発率は有意に減少し，出血性脳卒中や重篤な出血性合併症は増加しなかった

という[13]。

一方，**抗血小板薬アスピリン＋クロピドグレル（またはチクロピジン）の1年以上の長期併用は，行わないように勧められている（グレードD）**。なぜなら，抗血小板薬単独と比べ脳梗塞再発予防効果に有意差はなく，クロピドグレル単独群と比較して有意に脳出血を増加させるからである[14]。

6) 抗血小板療法中の血圧管理と介入的検査・治療

抗血小板薬使用中の頭蓋内出血を予防するために，収縮期血圧を130mmHg未満に管理することが勧められる（グレーC1）。ただし，両側頸動脈高度狭窄例や主幹動脈閉塞例では，降圧は慎重に行うべきである。

出血時の対処が容易な処置や小手術（抜歯，白内障手術など）施行時には，抗血小板薬の内服は続行することが勧められる。出血高危険度の消化器内視鏡治療の場合は，アスピリン以外の抗血小板薬単独内服の場合には休薬を原則とする。休薬期間はチエノピリジン誘導体が5～7日間，チエノピリジン誘導体以外の抗血小板薬は1日間の休薬とする。ただし，血栓塞栓症の発症リスクが高い場合は，アスピリンまたはシロスタゾールへの置換を考慮する（グレードC1）。

2 抗凝固薬

NVAFを合併した脳梗塞，TIA患者の再発予防は，経口抗凝固療法が勧められる（グレードB）。経口抗凝固薬には，歴史の長いワルファリンと，最近相次いで開発，承認された直接抗トロンビン阻害薬ダビガトラン，活性化第X因子（Xa）阻害薬リバーロキサバン，アピキサバン，エドキサバンの，いわゆるNOAC（DOAC）がある。**表4**にワルファリンとNOAC（DOAC）のそれぞれの利点，欠点を示す。

1) ワルファリン

古くから使われてきた経口抗凝固薬である。脂溶性ビタミンの一種であるビタミンKは，動物体内で血液凝固や組織石灰化に関わっている。ワルファリンはビタミンKの働きを阻害することによって抗凝固作用を発揮する。リウマチ性心臓病，心臓人工弁置換術後，心房細動，心筋梗塞，拡張型心筋症などによる心原性脳塞栓症の予防，深部静脈血栓症や肺血栓塞栓症の予防，治療に適応がある。効果発現に時間がかかり，また用量に個人差が大きい。用量設定のためにプロトロンビン時間の国際標準化比（international normalized ratio；

表4 脳梗塞の再発予防に使われる経口凝固薬の利点と欠点

一般名	利点	欠点
ワルファリン	•予防効果が確立 •安価 •効果持続時間が長く，飲み忘れへの対応が容易 •中和薬あり	•月1回程度の管理必要 •ビタミンKを多く含む食材（納豆など）制限 •相互作用のある薬多数 •出血の危険性がやや高い
NOAC（DOAC） ダビガトラン リバーロキサバン アピキサバン エドキサバン	•効果はワルファリンと同等以上 •出血の危険性がワルファリンより低い •採血による管理不要 •食事制限が不要 •薬剤との相互作用が少ない •薬効発現が速い	•高価 •腎機能障害例には減量，使用不可のことあり •効果持続時間が短く，服薬忘れで脳梗塞の危険。ダビガトラン以外では中和薬なし

INR）を測定する必要があり，維持用量が定まった後も1カ月に1度程度の定期的な検査で用量を調整する必要がある。**INRの推奨値は，心臓人工弁（機械弁）置換術後では2.5〜3.5（4.0），それ以外は2.0〜3.0である（グレードA）。ただし，70歳以上の日本人NVAF患者ではINR 1.6〜2.6とやや低用量が勧められている（グレードB）**[15]。**表5**に，ワルファリン療法時の注意点をまとめた。

2) NOAC（DOAC）

NVAFを合併する脳梗塞，TIA患者に対しては，NOAC（DOAC），すなわちダビガトラン，リバーロキサバン，アピキサバン，エドキサバンが第一選択となる。ワルファリンに比べ，これらの薬剤の脳梗塞予防効果は同等以上であり，頭蓋内出血を含めた重篤な出血性合併症は明らかに少ないからである（グレードA）。なお，NOAC（DOAC）を用いる場合は，腎機能，年齢，体重を調べ，薬剤選択と用量調整とを行う必要がある。ここでは詳細を省く。

NVAF以外の塞栓源心疾患（リウマチ性心臓病，心筋梗塞，拡張型心筋症など）に対するNOAC（DOAC）の適応はない。特に機械人工弁置換術後に対して，NOAC（DOAC）は使わないように勧められる（グレードD）。なぜならダビガトランを用いた試験ではワルファリンより効果が劣り，その他のNOAC（DOAC）についてはエビデンスがないからである。

歯科治療や手術時のNOAC（DOAC）の治療方針は以下の通りである。すなわち，出血時の対処が容易な処置・小手術（抜歯，白内障手術）では，内服を続行する。出血高危険度の消化器内視鏡治療や大手術では，前日朝まで内服を継続し，処置当日の内服を中止する。処置翌日に出血がないことを確認して朝より再開する（グレードC1）。NOAC（DOAC）の効果持続時間が短いことを利

表5 ワルファリン療法中の注意点

1）食品	ワルファリンはビタミンKで効果が減弱する ビタミンKには，K1とK2とがある ①ビタミンK1：葉緑体で形成され，緑色の野菜，海藻，緑茶に多く含まれる ②ビタミンK2：微生物が産生し，納豆やチーズなどの発酵食品に多く含まれる ③ビタミンKを特に多く含む納豆やクロレラ，青汁などは摂らないように指導する ④緑色の野菜や海藻は，1日摂取量を一定に保ち，食べ過ぎないようにする ⑤健康食品の中にもワルファリンの効果に影響するものがあるので，注意が必要である
2）薬剤	①ワルファリンの効果を強める（出血性合併症の危険性を高める）： 感冒薬，鎮痛薬，抗菌薬，抗うつ薬，抗てんかん薬，痛風薬，糖尿病薬，高コレステロール血症治療薬など ②ワルファリンの効果を弱める：結核薬などがある ③ワルファリンと併用薬との相互作用については常に注意が必要 他の診療科や医療機関受診時，薬局で一般薬を購入する場合は，ワルファリン内服中であることを伝えるか，「お薬手帳」を提示するように指導する
3）禁忌	①出血時（胃・十二指腸潰瘍，手術，脳出血，月経，血液凝固異常，血小板疾患など） ②出血する可能性の高い病気の合併（内臓腫瘍，胃腸憩室炎，大腸炎症，細菌性心内膜炎，重症高血圧，重症糖尿病など） ③重篤な肝臓病，腎臓病 ④妊娠，出産，授乳時
4）ワルファリン内服中の検査，治療	①ワルファリンの休薬により，血栓塞栓症発症の危険性が高まる →出血リスクの低い，あるいは出血しても比較的容易に止血できる場合は，休薬しない ②抜歯を含む通常の歯科治療→休薬は不要 ③出血のリスクの低い小手術，生検を行わない消化管内視鏡など→内服継続

用した方針である。

まとめ

- ➡ アテローム血栓性脳梗塞やラクナ梗塞，TIAの再発予防には，抗血小板薬を用いる（グレードA）。
- ➡ わが国では，シロスタゾール200mg/day，クロピドグレル75mg/day，アスピリン75～150mg/dayの順に効果が優れていると考えられている（いずれもグレードA）。
- ➡ 抗血小板薬アスピリン＋クロピドグレルの1年以上の長期併用は，行わないように勧められている（グレードD）。
- ➡ NVAFを合併する脳梗塞，TIA患者に対しては，NOAC（DOAC），すなわちダビガトラン，リバーロキサバン，アピキサバン，エドキサバンが第一選択となる。

➡ ワルファリン治療中のINRの推奨値は，心臓人工弁（機械弁）置換術後では2.5〜3.5（4.0），それ以外は2.0〜3.0である（グレードA）。ただし，70歳以上の日本人NVAF患者ではINR 1.6〜2.6とやや低用量が勧められている（グレードB）。

手術療法

血栓形成や血流障害を起こす動脈硬化性病変（アテローム）の治療，塞栓源となる心房細動等の治療等を目的として，手術療法が行われることがある。

1 頸動脈内膜剝離術（CEA）

頸動脈の動脈硬化が高度で狭窄度が強い場合に，再発予防を目的として手術が行われる場合がある。頸動脈を切開し，動脈硬化病巣を剝がし取る手術で，**頸動脈内膜剝離術（carotid endarterectomy；CEA）**という。全身麻酔を必要とし，手術時間は2〜3時間程度と，身体への負担が大きいが，手術後の合併症トラブルは比較的少ない。

表6に，CEAの適応と推奨グレードをまとめる。なお，次に述べる頸動脈ステント留置術（carotid artery stenting；CAS）よりもCEAを優先すべき条件としては，①高齢者，②著しい屈曲や石灰化を伴うなど動脈の状態が血管内手術に好ましくない症例などが挙げられている。

表6 頸動脈内膜剝離術（carotid endarterectomy；CEA）の適応と推奨グレード

症候の有無と狭窄度		推奨グレード	注意事項
症候性	高度狭窄（>70%）	A	
	中等度狭窄	B	
	軽度狭窄	C1	頸動脈プラークの不安定化所見や潰瘍形成がある場合
無症候性	高度狭窄	B	
	中等度〜軽度狭窄	C1	頸動脈プラークの不安定化所見や潰瘍形成がある場合

いずれも，①抗血小板療法を含む最良の内科的治療が行われていること，②手術および周術期管理に熟練した術者と施設で行うことが前提条件となる。

2 頸動脈ステント留置術(CAS)

頸動脈狭窄に対して,**頸動脈ステント留置術(CAS)**が行われる場合がある。ステントは金属製の網目状の筒であり,これを大腿動脈からカテーテルを用いて頸動脈狭窄部に留置することで,狭窄血管を広げ,血流を確保する。CEAに比べて身体負担が少なく,早ければ術後2〜3日で退院可能である。一方,異物であるステントを,遠隔操作で血管内に入れるため,治療時に動脈硬化巣の破片や血栓による塞栓症を起こしたり,留置部に形成された新たな血栓により遠位部塞栓症や急性動脈閉塞を生じ,新たな脳梗塞を発症するリスクもある。

CASの適応として,CEAの危険因子(表7)を持つ症例が挙げられている(グレードB)。この危険因子がない場合でも,CASを行うことを考慮してもよいが,十分な科学的根拠はない(グレードC1)。血行再建術の適応がある内頸動脈狭窄例であっても,高位頸動脈分岐部や既往治療による癒着がある症例では,頸部の状態がCEAに適さない。このような場合はCASを行うことが勧められる(グレードB)。

3 EC-ICバイパス

バイパス術は,内頸動脈や中大脳動脈の高度狭窄〜閉塞により脳血流量低下,さらには脳梗塞発症の危険性が高くなっている場合に,頭蓋外動脈と頭蓋内動脈とをつないで,脳血流量低下を予防する手術である。なお,脳梗塞やTIAの再発予防の目的で本手術を行う場合は,①年齢(73歳以下),②時期(3カ月以内),③重症度(modified Rankin Scale 1または2),④梗塞サイズ(広汎な脳梗塞なし),⑤動脈病変(内頸動脈・中大脳動脈本幹の閉塞,高度狭窄),⑥定量的脳循環測定による条件(安静時脳血流量が正常値の80%未満かつ**アセタゾ**

表7 CEAの危険因子

•心臓疾患(うっ血性心不全,冠動脈疾患,開胸手術が必要など)
•重篤な呼吸器疾患
•対側頸動脈閉塞
•対側喉頭神経麻痺
•頸部直達手術,または頸部放射線治療の既往
•CEA再狭窄例

少なくとも1つが該当すれば,CEAに代えてCASの適応を考慮する。

ラミド脳血管反応性が10%未満の脳循環予備力障害）をすべて満たすときに勧められる（グレードB）[16]。

4 心房細動に対する手術

心原性脳塞栓症の原因となる**心房細動に対する根治療法として，高周波カテーテルアブレーションが行われることがある。**心臓内にカテーテルを送り込み，心房細動の原因となっている部分を電気的に焼灼する治療である。治療がうまくいくと心房細動が生じなくなり，抗凝固薬の内服も不要となる。最近では，同じ場所を冷凍凝固させて治療するクライオバルーンアブレーションが行われることもある。

心房細動時に血栓が形成される左心耳を，傘上になっているデバイスをカテーテルで挿入して閉じるか，外科的に左心耳を塞ぐ手術も，今後期待されている。

まとめ

- 頸動脈の動脈硬化が高度で狭窄度が強い場合に，再発予防を目的として頸動脈内膜剥離術（CEA）が勧められることがある（グレードA, B, C1）。
- CEA危険因子を持つ頸動脈高度狭窄例に対して，頸動脈ステント留置術（CAS）が勧められる（グレードB）。
- 脳梗塞やTIAの再発予防の目的でEC-ICバイパスが勧められることがある。ただし，適応を厳密に満たす必要がある（グレードB）。
- 心房細動に対する根治療法として，高周波カテーテルアブレーションが行われることがある。

文献

1） Hata J, et al：J Neurol Neurosurg Psychiatry. 2005；76(3)：368-72.
2） 日本脳卒中学会 脳卒中治療ガイドライン委員会（編）：脳卒中治療ガイドライン2015〔追補2017対応〕. 協和企画, 2017.
3） JPHC Study Group：Stroke. 2004；35(5)：1124-9.
4） Japan Public Health Center-Based Prospective Study on Cancer and Cardiovascular Disease Group：Stroke. 2004；35(6)：1248-53.
5） Japan Multicenter Stroke Investigator's Collaboration：Cerebrovasc Dis. 2004；18(1)：47-56.
6） PROGRESS Collaborative Group：Lancet. 2001；358(9287)：1033-41.

7) PROactive Investigators：Stroke. 2007；38(3)：865-73.
8) Stroke Prevention by Aggressive Reduction in Cholesterol Levels (SPARCL) Investigators：N Engl J Med. 2006；355(6)：549-59.
9) JELIS Investigators：Stroke. 2008；39(7)：2052-8.
10) Antithrombotic Trialists' (ATT) Collaboration：Lancet. 2009；373(9678)：1849-60.
11) CSPS 2 group：Lancet Neurol. 2010；9(10)：959-68.
12) Uchiyama S, et al：J Neurol. 2009；256(6)：888-97.
13) Zhang Q, et al：Cerebrovasc Dis. 2015；39(1)：13-22.
14) Lee M, et al：Ann Intern Med. 2013；159(7)：463-70.
15) Yasaka M, et al：Intern Med. 2001；40(12)：1183-8.
16) JET Study Group：脳卒中の外科. 2002；30(6)：434-7.

峰松一夫

4 こころのケア

脳卒中発症により，発症前と同レベルの生活を送ること（日常家庭生活はもちろん，発症前の職業，学業，趣味活動などへの復帰も含まれる）がしばしば困難となる。このような状況下では，患者の不安，焦燥，意欲喪失，さらに「うつ」など，心理的，精神的問題が深刻となる。これらの状態が改善されないと，心身機能の低下，認知機能の低下，脳卒中再発などにつながる。また，介護者への心理的悪影響も深刻である。

1 脳卒中後のうつ

これまでの研究によると，脳卒中患者の33％が「うつ」を併発していたという[1]。発症後4カ月時点で「うつ」であった男性患者の56％，女性患者の30％が12カ月後でも依然として「うつ」を呈していたという。脳卒中後うつの関連要因には，女性，1人暮らし，再発，要介助，施設入所があった[2]。「うつ」は，ADL低下，認知機能低下，健康関連QOL低下をもたらし，社会参加阻害要因ともなった。また，希死念慮の出現，自殺頻度の増加とも関連する。こうしたことから，脳卒中患者では積極的にうつの発見に努める必要がある（グレードA）。

2 薬物治療

うつ状態に対しては，三環系抗うつ薬，選択的セロトニン再取り込み阻害薬(SSRI)などの抗うつ薬を早期に開始することが勧められる(グレードB)。こうした早期からの積極的な薬物治療により，ADLや認知機能の有意の改善，長期生存率の向上が得られたとの報告がある一方で，ADLや認知機能の改善効果はなかったとの報告もある。

3 運動やレジャーの影響

重篤な後遺症があるにもかかわらず，趣味を再開し，旅行やスポーツ観戦などを楽しみ，場合によっては絵画，写真，書道，歌唱，ダンスなどの新しい趣味を楽しんでいる患者もいる。意欲の回復，社会との接触機会の増加，さらには復学，復職が可能となることは，患者のみならず，家族，介護者，社会にとって重要である。運動やレジャーは，脳卒中後のうつの発生を減少させるので勧められる(グレードB)。

まとめ

- ➡ 脳卒中患者では積極的にうつの発見に努める必要がある(グレードA)。
- ➡ うつ状態に対しては，三環系抗うつ薬，選択的セロトニン再取り込み阻害薬(SSRI)などの抗うつ薬を早期に開始することが勧められる(グレードB)。
- ➡ 運動やレジャーは，脳卒中後のうつの発生を減少させるので勧められる(グレードB)。

文献

1) Hackett ML, et al：Stroke. 2005；36(6)：1330-40.
2) Riks-Stroke Collaboration：Stroke. 2004；35(4)：936-41.

峰松一夫

1 一過性脳虚血発作

1 TIA診断基準の見直し

一過性脳虚血発作（transient ischemic attack；TIA）は脳梗塞の前触れ発作として以前からよく知られていたが，最近の研究により，**従来考えられていた以上に短期間に脳梗塞を発症するリスクが高い**こと（TIA後90日以内に15～20%，うち約半数が2日以内に脳梗塞を発症）が明らかになってきた。

さらに，TIAや軽症脳梗塞に特化した専門クリニック，24時間体制でTIAを受け入れるシステムなどの新しい救急診療体制により，TIA後，早期に診断・治療を行えば，脳梗塞発症リスクが劇的に改善すること（抑制率80%）が欧州より相次いで報告された。

その結果，**TIAの早期診断・治療の重要性**が叫ばれるようになり，TIAを救急疾患の対象として，脳梗塞を水際で予防しようというコンセプトが急速に浸透してきた。

2 TIA診断基準の見直し

近年の画像診断の進歩，特にMRI拡散強調画像（DWI）の応用により，TIAを含めた虚血性脳卒中の診断が大きく進歩した。それによってTIAの診断基準も見直され，症状持続時間に基づく定義（time-based）から，画像診断によって急性期脳梗塞が認められないという組織傷害の有無に基づく定義（tissue-based）へと変わってきている。

2002年，米国TIAワーキンググループは，従来のTIAの定義（症状持続時間が24時間以内で，画像上の脳梗塞巣の有無は問わない）を改め，「神経症状がより短期間，典型的には1時間以内に消失し，かつ**画像上脳梗塞巣が認められない**もの」とする新しい定義を提案した[1]。2009年に出された米国心臓協会（AHA）/米国脳梗塞協会（ASA）の学術声明では，症状持続時間によるTIA診断基準を放棄し，「局所の脳，脊髄，網膜の虚血により生じる一過性神経学的機能障害で，画像上脳梗塞巣が認められない」ことを基準とする立場を示した[2]。

また，2018年にWHO（世界保健機関）から発表されたICD-11（国際疾病分類，改訂第11版）でのTIAの定義では，「症状が24時間以内に完全に消失する」という症状持続時間の基準も用いつつ，「局所の脳および網膜の虚血により生じる一過性の局所神経学的機能障害で，**画像上急性期脳梗塞巣が認められない**もの」という立場をとっている。

3 TIAの診断

1）症候

TIAの症候は，片麻痺，半身の感覚障害，言語障害，単眼の視力消失などの症状が一過性（多くは数分～数十分）に出現するのが典型的である。急性期脳梗塞とTIAに関する全国調査であるJapan Multicenter Stroke Investigator's Collaboration（J-MUSIC）では，TIAの症候として運動麻痺が最も多く（64.7%），ついで構音障害（36.4%），感覚障害（23.8%）の順であった[3]。参考までに，TIA以外の可能性が高いと思われる症候を**表1**に示す[4]。

表1　TIA以外の可能性が高いと思われる症候

•発作持続時間が数秒
•意識障害のみで後方循環（椎骨脳底動脈系）の症状を伴わない
•便失禁または尿失禁
•confusion（意識不鮮明）のみ
•閃輝性暗点
•片頭痛に伴う局所症状
•強直性および/または間代性運動
•身体の数箇所にわたって遷延性にマーチする症状
•過換気後の四肢のしびれ

（文献4をもとに作成）

2) 鑑別疾患

TIAの鑑別疾患を**表2**に示す[4]。

日常診療において，**失神がTIAと診断されることが少なくない**。TIAは，脳局所の一過性虚血により一過性の脳局所神経症候を生じるものである。一方，失神は，脳全体の一過性脳血流低下による突然の意識および姿勢保持の喪失後，速やかにかつ完全に回復がみられるもので脳局所神経症候は伴わない。失神の原因で多いものは，血管迷走神経反射などの神経調節性や不整脈などの心原性によるものである。

表2 TIAの鑑別疾患

- 前兆のある片頭痛・片麻痺性片頭痛
- てんかん発作
- 一過性全健忘
- メニエール症候群
- 過換気に関連した感覚症状
- 低血圧に伴う失神・失神前状態
- 低血糖
- ナルコレプシー
- カタレプシー
- 周期性四肢麻痺

（文献4をもとに作成）

4 TIA発症後の脳梗塞発症リスクスコア

TIA発症後早期の脳梗塞発症リスクを予測するスコアとして，**ABCD^{2}スコア**が広く用いられている（**表3**）[5]。

ABCD^{2}スコアは，A（age），B（blood pressure），C（clinical features），D（duration of symptoms）およびD（diabetes）の合計点（7点満点）で，脳梗塞の発症リスクを評価するものである。点数が高いほどその後の脳梗塞発症リスクは高い。

ABCD^{2}スコアは，一般開業医が（画像検査などを行わなくても）脳梗塞高リスク患者をトリアージできるように考えられたスコアであり，これにDWI陽性所見の有無，大血管の動脈硬化病変の有無などの画像検査所見を加えることにより，TIA後の早期脳梗塞発症リスクの予測精度をより高めることができるとの報告もある。

表3　ABCD^{2}スコア

A	age	60歳以上	1点
B	blood pressure	収縮期≧140mmHg and/or拡張期≧90mmHg	1点
C	clinical features	片側脱力	2点
		脱力を伴わない言語障害	1点
D	duration	60分以上	2点
		10～59分	1点
D	diabetes	糖尿病あり	1点

上記5項目について，該当する場合には右側の点数を加算し，その合計点で脳梗塞発症リスクを判定する。
［TIA発症誤2日以内の脳梗塞発症リスク］
•0~3点 1.0%
•4~5点 4.1%
•6~7点 8.1%
（文献5をもとに作成）

5 最近報告された国内外の多施設共同前向き登録研究の結果

TIAまたは軽症脳梗塞患者4,789例を対象とした国際共同観察研究では，1年以内の脳梗塞発症率は5.1%であり，画像上の多発性虚血病変，頭頸部動脈の狭窄性病変，ABCD^{2}スコア6～7点が関連していた[6)]。5年以内の脳梗塞発症率は9.5%であり，そのうちの43%はTIA発症後2年から5年の間の発症であった。そして，同側の頭頸部動脈の狭窄性病変，心原性脳塞栓，および登録時のABCD^{2}スコア4点以上が2年から5年の間の脳梗塞発症と関連していた[7)]。

わが国でのTIA患者1,365例を対象とした多施設共同前向き登録研究では，1年以内の脳梗塞発症率は8.1%であり，ABCD^{2}スコア高値例での発症リスクが高く，脳梗塞病型は穿通枝梗塞が最も多かった[8)]。

6 再発予防対策

『脳卒中治療ガイドライン2015〔追補2017対応〕』[9)]の中の「TIAの急性期治療と再発予防」の項では，TIAと診断すれば，可及的速やかに発症機序を評価し，脳梗塞発症予防のための治療を直ちに開始するよう強く勧められている。また，TIAの急性期（発症48時間以内）の再発防止には，アスピリン160～300mg/dayの投与が強く勧められ，急性期に限定した抗血小板薬二剤併用療法（アスピリン＋クロピドグレル）も勧められている。急性期以後の治療については脳梗塞の再発予防に準じて行うと記載されている。

TIAを大まかに分けると，非心原性TIAと心原性TIAに分類できる。治療としては，非心原性には抗血小板療法，心原性には抗凝固療法を行う。たとえば，内頸動脈狭窄が原因で発症したTIAには抗血小板薬を投与し，必要に応じて頸動脈内膜剝離術やステント留置術を行う。

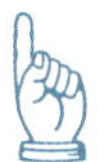

オススメの治療

①非心原性のTIA	アスピリン100mg1錠（朝食後） 【ABCD²スコア4点以上など，脳梗塞発症高リスク例と思われる場合】アスピリン100mg1錠+クロピドグレル75mg1錠（朝食後） それぞれ約3週間～3カ月併用し，その後はクロピドグレルもしくはアスピリン単剤とする
②非弁膜症性心房細動合併TIA	直接経口抗凝固薬（ダビガトラン，リバーロキサバン，アピキサバン，エドキサバン）を投与する

7 長期の患者管理・指導

脳梗塞同様，長期にわたるリスク管理（高血圧，糖尿病，脂質異常症に対しては，必要に応じて降圧薬，血糖降下薬，スタチン等の投与を行う），抗血栓療法（抗血小板療法，抗凝固療法）の継続，他の心血管疾患併発への対策が必要である。さらに禁煙，食事および運動療法などの生活指導も重要である。

まとめ

- ➡ TIAは，従来考えられていた以上に短期間に脳梗塞を発症するリスクが高い。
- ➡ TIA後の早期診断・治療が重要である。
- ➡ TIAの診断基準は見直され，症状持続時間に基づく定義（time-based）から，画像診断によって急性期脳梗塞が認められないという組織傷害の有無に基づく定義（tissue-based）へと変わってきている。
- ➡ 失神をTIAと診断してはいけない。
- ➡ TIA後の脳梗塞発症リスクを予測するスコアとして，ABCD²スコアが広く用いられている。

➡再発予防として，非心原性TIAには抗血小板療法，心原性TIAには抗凝固療法を行う。

➡リスク管理や，禁煙，食事および運動療法などの生活指導も重要である。

文献

1) Albers GW, et al：N Engl J Med. 2002；347(21)：1713-6.
2) American Heart Association, et al：Stroke. 2009；40(6)：2276-93.
3) Kimura K, et al：Cerebrovasc Dis. 2004；18(1)：47-56.
4) NINDS：Special report from the National Institute of Neurological Disorders and Stroke. Classification of cerebrovascular diseases III. Stroke. 1990；21(4)：637-76.
5) TIAregistry.org Investigators：Lancet. 2007；369(9558)：283-92.
6) TIAregistry.org Investigators：N Engl J Med. 2016；374(16)：1533-42.
7) PROMISE-TIA study Investigators：N Engl J Med. 2018；378(23)：2182-90.
8) Uehara T, et al：Int J Stroke. 2017；12(1)：84-9.
9) 日本脳卒中学会 脳梗塞ガイドライン委員会(編)：脳卒中治療ガイドライン2015〔追補2017対応〕. 協和企画, p83-9, 2017.

上原敏志

2 脳梗塞

アテローム血栓性脳梗塞

1 アテローム血栓性脳梗塞の定義

アテローム血栓性脳梗塞（atherothrombotic brain infarction；ATBI）は頭蓋内外の大血管の粥状硬化性病変を基盤として生じる脳梗塞で，責任血管である主幹動脈に50％以上の狭窄，閉塞がある。アテローム血栓性脳梗塞は虚血性脳卒中全体の約30％を占めている。

発症機序には，プラーク破綻，プラーク内出血によって血管が閉塞する血栓性，プラーク部位に生じた血栓が遠位部に流れて末梢動脈閉塞を起こす塞栓性，狭窄部位より末梢の循環不全によって生じる血行力学性に分類される（図1）。

2 再発予防対策

『脳卒中治療ガイドライン2015』において，非心原性脳梗塞（アテローム血栓性脳梗塞，ラクナ梗塞など）の再発予防には抗凝固薬よりも抗血小板薬の投与が強く勧められている（グレードA）[1]。

これは，血流のうっ滞により凝固系カスケードが直接活性化される赤色血栓ではなく，血小板粘着を端緒として凝固系が順次活性化されて血栓が形成さ

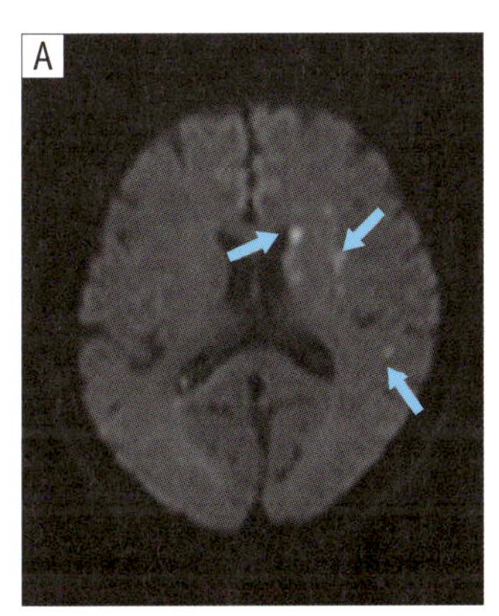

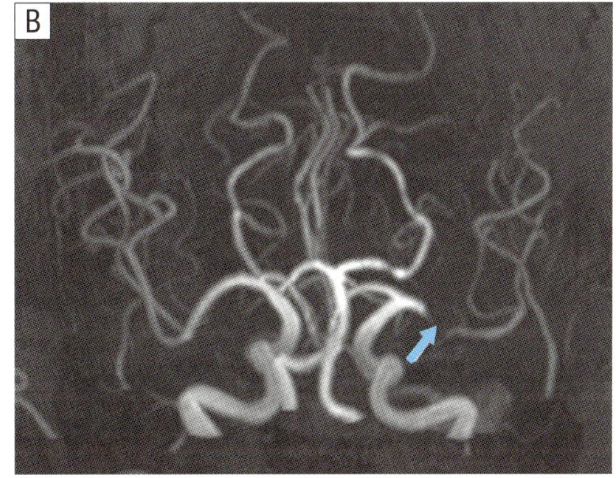

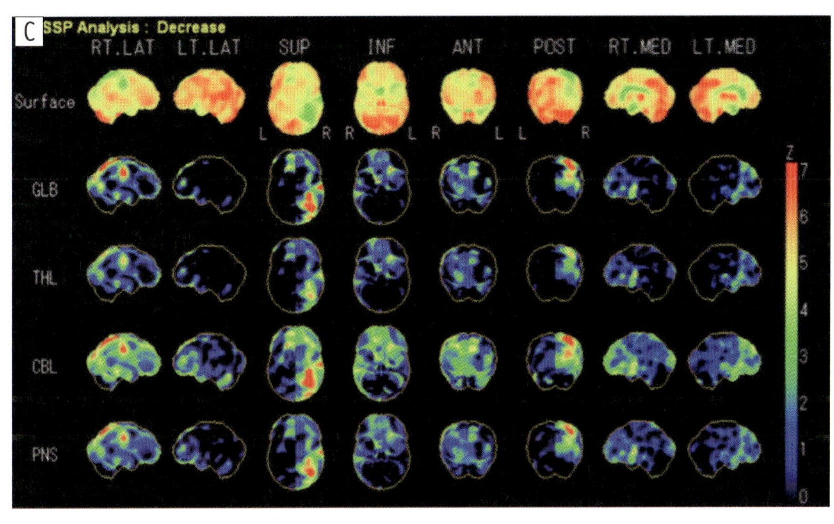

図1　アテローム血栓性脳梗塞の画像所見

A：MRI拡散強調画像。左中大脳動脈領域に梗塞巣が多発している。
B：MRA画像。左中大脳動脈水平部の血流が一部途絶しているように見えるが，末梢は描出されており，高度狭窄の所見。
C：SPECT画像。左中大脳動脈領域の血流が広範囲に低下している。

れる白色血栓が脳梗塞の主要な要因となっているからである。シロスタゾール200mg/day，クロピドグレル75mg/day，アスピリン75～150mg/dayが最も有効な抗血小板療法とされている。

また近年，一過性脳虚血発作や発症早期の非心原性脳梗塞症例に対して急性期治療として抗血小板薬二剤併用療法（dual antiplatelet therapy；DAPT）が行われることが多い。

これはClopidogrel in High-Risk Patients with Acute Nondisabling Cerebrovascular Events（CHANCE）試験[2)]や，Platelet-Oriented Inhibition in New TIA and Minor Ischemic Stroke（POINT）試験[3)]において，クロピドグレルとアスピリンを21日間ないし90日間併用した群がアスピリン単剤群と比べ，90日後の脳梗塞再発を有意に抑制したことが根拠となっ

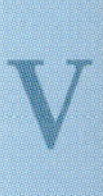

ている。

しかし，1年以上の抗血小板薬二剤併用療法の有効性と安全性を抗血小板薬単剤療法と比較検討したメタ解析では，抗血小板薬単剤と比較して，有意な脳梗塞再発抑制効果は実証されておらず，むしろ出血性合併症を増加させるため勧められていない[4)]。**急性期診療を行った専門病院より抗血小板薬が二剤併用された状態で処方継続を依頼された場合は，二剤併用となった経緯や併用する期間について専門病院と緊密に連携をとり，漫然と二剤併用を継続しないことが大変重要である。**

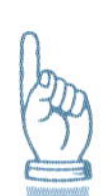

オススメの治療

①単剤	アスピリン100mg錠，1回1錠，1日1回（朝食後） シロスタゾール100mg錠，1回1錠，1日2回（朝・夕食後） クロピドグレル75mg錠，1回1錠，1日1回（朝食後）
②二剤併用	アスピリン100mg1錠+クロピドグレル75mg1錠 1日1回（朝食後，3カ月以内），その後アスピリンもしくはクロピドグレル単剤とする

3 外科的治療および血管内治療

1）内頸動脈狭窄症

日本の『脳卒中治療ガイドライン2015』では，NASCET法で70％以上の症候性頸動脈狭窄において頸動脈内膜剥離術（carotid endarterectomy；CEA）が大規模無作為比較試験の結果をもとに推奨されている。また近年，より低侵襲である頸動脈ステント留置術（carotid artery stenting；CAS）が注目されており，CEAに匹敵する治療成績が示されつつある（**図2**）。

CEA，CAS，いずれについても，抗血小板療法，降圧療法，脂質低下療法を含む最良の内科的治療による効果が不十分な場合に考慮されるべきである。また，頸部MRIやCTアンジオグラフィー（CTA）と超音波検査を組み合わせてプラークの性状や狭窄部位を確認した上で，必要であればカテーテル血管造影も行い，適切な血行再建治療法を検討する。

2）頭蓋内動脈狭窄症

頭蓋内動脈の高度狭窄例に対する観血的治療としては，血管内治療とバイパ

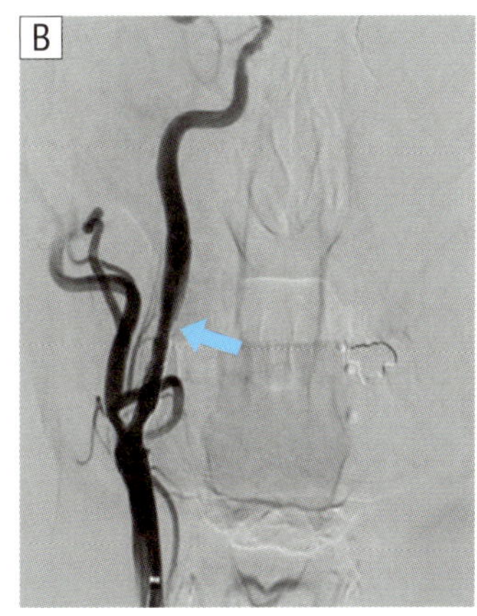

図2　右内頸動脈狭窄症への頸動脈ステント留置術適応例

A：治療前，B：治療後。

表1　SAMMPRIS trialにおける積極的内科治療

•アスピリン325mg/day継続，クロピドグレル75mg/dayを90日間併用
•収縮期血圧140mmHg未満（糖尿病患者は130mmHg未満）に降圧
•LDLコレステロールを70mg/dl未満にコントロール
•生活習慣介入（糖尿病，non-HDLコレステロール，喫煙，体重，運動）

ス手術が存在する。

血管内治療はバルーンカテーテルやステントを用いて狭窄部を拡張する。頭蓋内ステント留置術と積極的内科治療（**表1**）との比較を行ったStenting and Aggressive Medical Management for Preventing Recurrent stroke in Intracranial Stenosis（SAMMPRIS）trial[5]では，血管内治療の有効性は否定され，積極的内科治療が優位であった。

しかし，積極的内科治療に対する抵抗例が存在することは確かであり，それらについては，PET（陽電子放出断層撮影）やSPECT（脳血流シンチグラフィー）などの脳灌流画像や本人の年齢，ADL等を考慮した上で，治療適応を検討する必要がある。

4 長期の患者管理・指導

アテローム血栓性脳梗塞のリスク要因としては，高血圧，糖尿病，脂質代謝異常，喫煙が挙げられ，これらのリスク管理が非常に重要となる。

血圧の管理については，Secondary Prevention of Small Subcortical Strokes（SPS3）[6]，Bleeding with Antithrombotic Therapy（BAT）研究[7]

の結果より，抗血小板薬使用中の頭蓋内出血を予防するために収縮期血圧は130mmHg未満に管理することが勧められている。

ただし，頸部・頭蓋内主幹動脈に高度狭窄・閉塞を合併する例，特にSPECTなどで脳循環予備力障害が疑われる症例については，降圧療法を行った場合の脳梗塞発症リスクがあるため，日々の血圧管理を特に厳重に行い，過度の降圧にならないように注意を要する。『脳卒中ガイドライン2015』においても，両側内頸動脈狭窄，主幹動脈閉塞症例では降圧療法を考慮してもよいが，過度の降圧には注意する（グレードC1）と記載されており，症候が現れた際は降圧薬の中止や減量を検討する必要がある。

糖尿病は，脳梗塞発症のリスクを2～3倍高くする危険因子であるため，脳梗塞の再発予防のためには血糖コントロールも重要となる。患者のADLによりHbA1cの目標値は多少異なるが，合併症予防のためには7.0%未満が望ましいとされている。

脂質異常症も脳梗塞発症の危険因子であり，スタチンが脳卒中の発症予防に重要であることは確立している。『動脈硬化性疾患予防ガイドライン2017年版』では，非心原性脳梗塞患者は冠動脈疾患の高リスク群に分類され，冠動脈疾患の一次予防の観点からはLDLコレステロール120mg/dL未満での管理が勧められている。また，冠動脈疾患の既往がある場合はLDLコレステロール100mg/dL未満，中でも高リスク群については70mg/dL未満が管理目標となっている。非心原性脳梗塞は冠動脈疾患と同様に動脈硬化を基礎病態としていることから，冠動脈疾患予防の管理基準に準じて脂質の管理を行うことが望ましい。なお，スタチンでの脂質管理が不十分な場合は，PCSK9阻害薬の併用によりLDLコレステロール値の改善やプラークの退縮が期待できる。

また，主幹動脈狭窄の程度については専門病院で定期的に経過を追うことが望ましい。具体的には，頸動脈に狭窄がある場合は，頸部血管エコーや頸部MRAで定期的にフォローを行い，頭蓋内に主幹動脈狭窄を指摘されている場合は，頭部MRAでのフォローが必要である。頭頸部のいずれにおいても，主幹動脈狭窄が進行した場合は，SPECTやPETを用いて主幹動脈狭窄に伴って脳血流が低下していないか評価を行い，外科的な治療介入の必要性について検討する。

まとめ

➡ アテローム血栓性脳梗塞は，主幹動脈における50%以上の狭窄が原因で生じた脳梗塞。

➡ 再発予防はアスピリン，クロピドグレル等の抗血小板薬が有効。
➡ 抗血小板薬の内服とともに，血圧，血糖，脂質等のリスク管理が非常に重要である。
➡ 内科治療に抵抗を示す場合はCEAやCAS等の外科的治療を考慮する。

文献

1) 日本脳卒中学会 脳卒中ガイドライン委員会(編)：脳卒中治療ガイドライン2015〔追補2017対応〕. 協和企画, 2017.
2) CHANCE Investigators：N Engl J Med. 2013；369(1)：11-9.
3) Clinical Research Collaboration, Neurological Emergencies Treatment Trials Network, and the POINT Investigators：N Engl J Med. 2018；379(3)：215-25.
4) Lee M, et al：Ann Intern Med. 2013；159(7)：463-70.
5) SAMMPRIS Trial Investigators：N Engl J Med. 2011；365(11)：993-1003.
6) SPS3 Study Group：Lancet. 2013；382(9891)：507-15.
7) Bleeding with Antithrombotic Therapy (BAT) Study Group：Stroke. 2008；39：1740-5.

岡田敬史，豊田一則

ラクナ梗塞

1 ラクナ梗塞の定義

ラクナ梗塞(lacunar infarction)は穿通枝動脈領域に生じる15～20mm以下の梗塞であり，穿通枝動脈の細動脈硬化によるもので，虚血性脳卒中全体の約30%を占めている。また，変性した細動脈壁が脆弱化し，微小動脈瘤を形成，それが破綻すると脳出血の原因ともなるため，ラクナ梗塞と脳出血は病態的に類似している(図3，4)。

2 慢性期の薬物治療

ラクナ梗塞の二次予防もアテローム血栓性脳梗塞と同様に抗血小板薬の使用が勧められており[8]，アスピリン75～150mg/day，クロピドグレル75mg/day，シロスタゾール200mg/dayのいずれかを選択する。

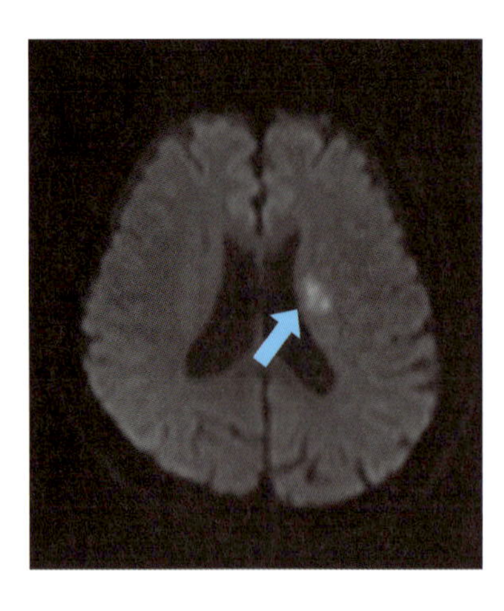

図3　ラクナ梗塞の画像所見
MRI拡散強調画像。左放線冠に梗塞巣を認める。

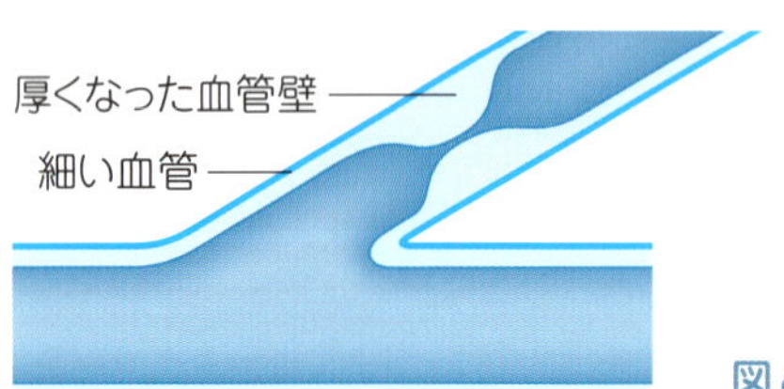

図4　ラクナ梗塞の血管イメージ

ラクナ梗塞では，MRI磁化率強調画像（T2*またはsusceptibility-weighted imaging；SWI）で確認できる頭蓋内微小出血（cerebral microbleeds；CMBs）の合併率が高く，**CMBsが認められる場合は，認められない場合と比べて脳出血のリスクが有意に高い**。

アスピリンは頭蓋内出血やCMBsが増加するとの報告もあるため，特にCMBs多発例ではアスピリン以外の抗血小板薬での治療を検討する必要がある。Cilostazol Stroke Prevention Study（CSPS）2[9]において，シロスタゾール投与群はアスピリン投与群よりも出血性リスクが54％低下し，かつ脳卒中再発率も26％低かったことから，**特にCMBs合併例についてはシロスタゾールによる再発予防が有効である**。シロスタゾールは出血が少ない抗血小板薬ではあるが，内服初期に頭痛，動悸，頻脈等の症状が現れやすい。特に年齢が低いほどこれらの症状が現れやすく，半量からの緩徐導入によって症状が軽減する場合もある。また，頻脈やそれに伴う動悸については，β遮断薬を併せて処方することで抑制することが可能である。

なお，ラクナ梗塞患者の再発予防における抗血小板療法と降圧治療について前向きに研究を行ったSecondary Prevention of Small Subcortical Strokes（SPS3）では，ラクナ梗塞患者においてアスピリンにクロピドグレルを併用しても脳卒中の再発リスクは減少せず，むしろ出血と死亡のリスクが上昇

表2 SPS3における主要エンドポイント

	通常降圧群（n=1,519）		積極的降圧群（n=1,501）		ハザード比（95%CI）	p値
	人数	罹患率（%/yr）	人数	罹患率（%/yr）		
全脳卒中	152	2.77	125	2.25	0.81（0.64～1.03）	0.08
虚血性脳卒中	131	2.4	112	2.0	0.84（0.66～1.09）	0.19
頭蓋内出血	21	0.38	13	0.23	0.61（0.31～1.22）	0.16
脳出血	16	0.29	6	0.11	0.37（0.15～0.95）	0.03
硬膜下・硬膜外出血	5	0.091	6	0.11	1.18（0.36～3.88）	0.78
致死的脳卒中	49	0.89	40	0.72	0.81（0.53～1.23）	0.32
全死亡	41	0.70	106	1.80	1.03（0.79～1.35）	0.82

（文献11をもとに作成）

した[10)]。このことよりラクナ梗塞の再発予防でアスピリンとクロピドグレルの抗血小板薬併用は勧められていない。

一方で降圧治療については，積極的に降圧した群（収縮期血圧130mmHg未満）で通常の降圧治療をした群（収縮期血圧130～149mmHg）と比べて有意に頭蓋内出血の発生率が低かった[11)]。積極的な降圧治療が通常の降圧治療と比べて脳出血を減少させることにより，全脳卒中の再発を減らすことが示唆された（**表2**）。

抗血栓薬の内服とその後の出血性イベントとの関連については，現在国内で多施設前向き試験であるBleeding with Antithrombotic Therapy（BAT）2研究が進行中であり，その解析結果が待たれる。

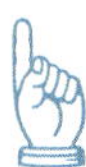

オススメの治療

①シロスタゾール100mg錠，1回1錠，1日2回（朝・夕食後）

②アスピリン100mg錠，1回1錠，1日1回（朝食後）

③クロピドグレル75mg錠，1回1錠，1日1回（朝食後）

3 長期の患者管理・指導

ラクナ梗塞患者は脳出血を併発しやすく，前述の通りCMBsが多いことが知られている。一般的に抗血栓療法中の患者は血圧の管理が重要となるが，**ラクナ梗塞患者では血圧管理が特に重要となる。**血圧は130/80mmHg未満を目標にしっかりと管理する必要がある。半年～1年に1回は専門施設で頭部MRIを定期的に撮影し，脳梗塞再発の有無や微小出血の増多がないか確認することが望ましい。

まとめ

- ラクナ梗塞は穿通枝動脈領域に生じた脳梗塞である。
- 他の脳梗塞と比較してCMBsを合併していることが多い。
- 再発予防は抗血小板薬が有効であるが，特にCMBs合併例についてはシロスタゾールを検討する。
- 抗血小板薬の併用は勧められない。
- 脳出血と類似した病態であり，血圧管理が大変重要である。

文献

8）日本脳卒中学会　脳卒中ガイドライン委員会(編)：脳卒中治療ガイドライン2015〔追補2017対応〕. 協和企画, 2017.
9）CSPS 2 group：Lancet Neurol. 2010；9(10)：959-68.
10）SPS3 Investigators：N Engl J Med. 2012；367(9)：817-25.
11）SPS3 Study Group：Lancet. 2013；382(9891)：507-15.

岡田敬史，豊田一則

心原性脳塞栓症

1 診断について

心原性脳塞栓症(cardio embolic stroke；CES)は心臓内に形成された血栓による脳塞栓症である。わが国の脳梗塞全体の約3割を占め，近年増加傾向にある。

特に80歳以上では心房細動合併による心原性脳塞栓症が最多であり，高齢化とともにさらなる増加が予測される。

心原性脳塞栓症の特徴として，塞栓子により急激に脳動脈が閉塞するため，側副血行路の発達が不良で皮質を含む広範な梗塞となることが多く，脳梗塞の臨床病型の中で最も重篤で予後不良である。

症例

- 81歳男性。心房細動に対してワルファリン投与中ではあるがアドヒアランス不良であった。食事中に左麻痺が出現したため搬送された。
- 左半側空間失認，左片麻痺を呈しNIHSS（National Institute of Health Stroke Scale）は19点であった。心電図では心房細動を認め，血液検査でPT-INR（プロトロンビン時間国際標準比）は1.17と有効域にはなかった。
- 頭部MRIでは拡散強調像で右中大脳動脈領域に皮質を含む広範な脳梗塞を認め，MRAでは右中大脳動脈水平部（M1）での閉塞を認めた（図5）。
- 既に広範な梗塞をきたしており，t-PA（組織プラスミノーゲンアクチベーター）の投与や血栓回収療法の適応外であり，保存加療の方針とした。

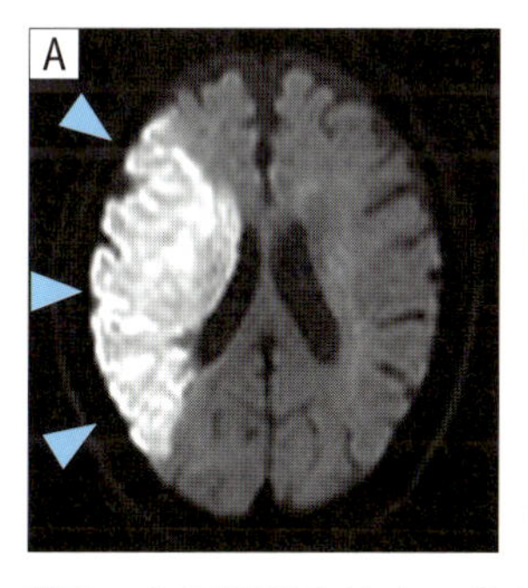

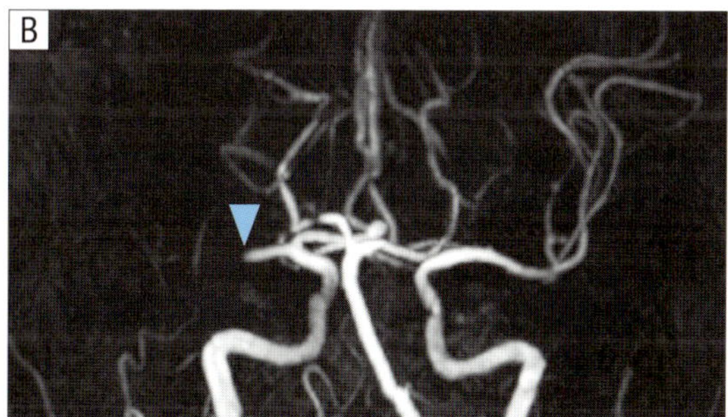

図5　心原性脳塞栓症の代表例

A：拡散強調像。右中大脳動脈領域に皮質を含む広範囲な梗塞巣を認める。
B：MRA画像。右中大脳動脈M1水平部で閉塞を認める。

2 心原性脳塞栓症の典型症例

TOAST分類では，表3のように心原性脳塞栓症の基礎疾患群が挙げられている。本症例で認めた心房細動を含め，主要な基礎疾患について以下述べる。

1）心房細動（持続性/発作性）

左心房およびその盲端である左心耳で強い血流のうっ滞が生じ，フィブリン血栓

表3　塞栓源となりうる心疾患一覧

高リスク塞栓源心疾患	中等度リスク塞栓源心疾患
•機械弁 •心房細動を伴う僧帽弁狭窄 •孤立性を除く心房細動 •左房・左心耳内血栓 •洞不全症候群 •左室内血栓 •発症4週間未満の心筋梗塞 •左室壁運動消失 •粘液腫 •感染性心内膜炎	•僧帽弁逸脱症 •僧帽弁輪石灰化症 •心房細動を伴わない僧帽弁狭窄 •左房内もやもやエコー •心房中隔瘤 •卵円孔開存 •心房粗動 •孤立性心房細動 •生体弁 •非細菌性血栓性心内膜炎 •うっ血性心不全 •左室壁部分的運動低下 •発症4週を超え6カ月未満の心筋梗塞

（文献12をもとに作成）

主体の心内血栓が形成されることが知られており，発作性/持続性にかかわらず抗凝固療法が必須である。抗凝固療法の選択肢としてワルファリン，直接経口抗凝固薬(direct oral anticoagulants；DOAC)があるが，特に非弁膜症性心房細動(non-valvular atrial fibrillation；NVAF)の場合にDOACが使用可能である。

NVAFは，一般的な心房細動のうち，弁膜症性心房細動(生体弁・機械弁置換後，リウマチ性僧帽弁疾患)以外の原因による心房細動のことを指す。したがって心房細動のほとんどはNVAFであり，DOACの適応は広い。

2) 心房細動を伴う僧帽弁狭窄症

以前は，僧帽弁狭窄症の多くはリウマチ熱の後遺症で起こったが，近年は加齢や動脈硬化が主因である。僧帽弁狭窄症を有する心房細動は弁膜症性心房細動に分類されるが，弁膜症性心房細動に対してDOACの脳梗塞発症予防効果は示されておらず，二次予防はワルファリンとする。

3) 洞不全症候群

洞不全症候群で塞栓症を合併する機序として，徐脈頻脈症候群が影響していると考えられる。ペースメーカー植え込み後でも脳梗塞発症は起こりうるため抗凝固療法の継続は必要である。心房細動を伴わない場合はワルファリンが選択肢となる。

4) 心腔内血栓（左房，左心耳内血栓，左室内血栓）

心房細動や左室壁運動消失などに伴い血栓が生じ，塞栓症の原因となる。心腔内血栓に対するDOACの塞栓症発症予防効果に関するエビデンスは不十分であり，基本的にはワルファリンを選択する。

5) 拡張型心筋症，心筋梗塞後・左室壁運動消失

左室の壁運動消失により局所的に血栓が生じやすくなることで，脳梗塞発症の原因となりうる。ワルファリンを選択する。

6) 卵円孔開存

深部静脈血栓症（deep vein thrombosis；DVT）を有する患者で卵円孔開存（patent foramen ovale；PFO）を有する場合，右左シャントを介した脳塞栓症をきたす場合があり，奇異性脳塞栓症と診断される。

DVTを認めた場合にはDVTの治療としてワルファリン，DOAC（第Xa因子阻害薬であるリバーロキサバン，アピキサバン，エドキサバン）が使用可能であるが，DVTを認めずPFOのみの場合には奇異性脳塞栓症と診断はできず，抗凝固療法を積極的には行う根拠も乏しい。現時点では，PFOを有する脳卒中患者における二次予防として抗凝固療法が抗血小板療法にまさるという根拠はなく，抗血小板療法が推奨されている[13)]。

7) 機械弁・生体弁

弁置換後には弁に血栓が付着することで塞栓症の原因となる。DOACの再発予防に関するエビデンスはなく，ワルファリンを用いる。

3 抗凝固療法について

1) ワルファリン

ワルファリンはビタミンK依存性に第Ⅱ，第Ⅸ，第Ⅶ，第Ⅹの凝固因子の生合成抑制により抗凝固活性を有する。複数の凝固因子を阻害するため，頭蓋内出血の合併症の発症率が後述するDOACと比較して高い。また，納豆，青汁，クロレラなどのビタミンKを含有する食品は控える必要がある。

ワルファリンの効果はPT-INRで評価する。至適域はNVAFの場合，70歳未満であれば2.0～3.0，70歳以上では1.6～2.6とする。弁膜症性心房細動，弁置換術後患者，心腔内血栓，その他器質的心疾患を有する患者では，年齢にかかわらず2.0～3.0を目標とする。

NVAFを対象としたわが国の前向き観察研究では，70歳以上の多くでPT-INR1.6未満，2.6以上で梗塞・出血の合併症が多く（図6-A），前向き観察研究

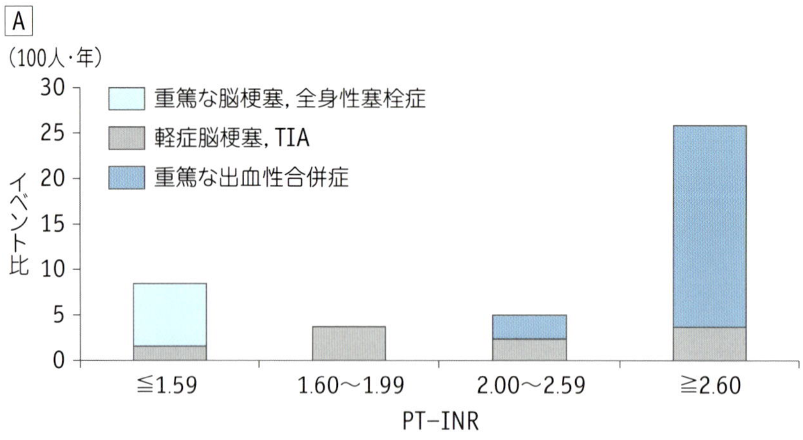

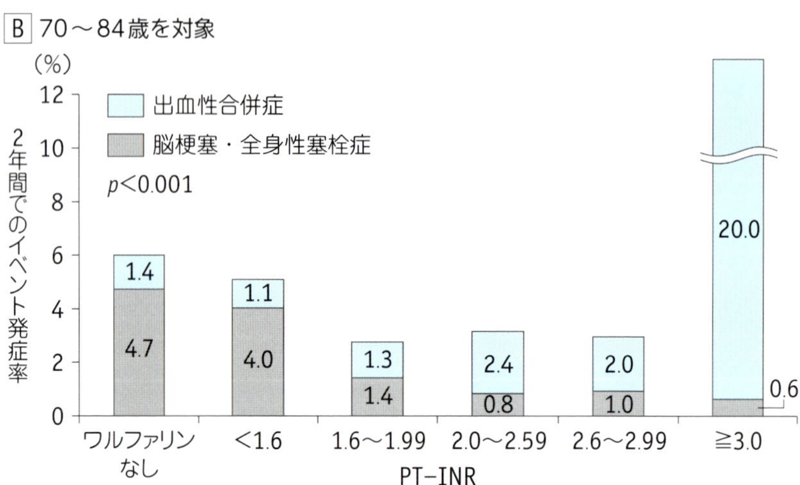

図6　PT-INRと塞栓性，出血性合併症の発症率

A：203人のNVAF患者を対象とした観察研究で，PT-INRが1.6を下回ると重篤な塞栓症が観察され，2.6を上回ると重篤な出血頻度が上昇した。
B：J-RHYTHM registryで70〜84歳を対象とした，2年間の塞栓性・出血性合併症の発症率。PT-INR 1.6〜1.99で塞栓性，出血性合併症発症率が最も少なく，1.6未満では塞栓性合併症が，2.0以上で出血性合併症発症率が上昇した。

（文献14，15をもとに作成）

であるJ-RHYTHM registryでも，特に70歳以上ではPT-INR1.6〜1.99で脳梗塞を含む塞栓性合併症ならびに出血性合併症発症率が最も低下することがわかっており（**図6-B**），有効域内でも過延長には注意する必要がある。

また，CKD（慢性腎臓病）患者では抗凝固療法に伴う出血リスクが高まり，特に維持透析患者ではワルファリンは原則禁忌とされている。透析患者でワルファリンを使用せざるをえない場合には出血リスクと再発リスクを十分に検討する必要があり，その際はPT-INR < 2.0をコントロール目標とする[16]。

ワルファリンのコントロール状況の指標にTTR（time in therapeutic range）がある。これはPT-INRが至適範囲にある期間を表し，ワルファリンの有効性と安全性を確保するにはTTR60%以上に保つことが必要である。TTRの正確な測定は難しいため，%INR(10回の測定のうちPT-INRが有効域にあった回数)でも代用可能である。

PT-INRが定常状態であれば1カ月に1回ほどのフォローアップも可能だが，投与量変更後などには週1回ほどのフォローアップが望ましい。採血による確認は投与量変更から5日を目安とし，1回の変更量は0.5mg程度が安全である。また，薬剤投与の間違いを避けるためにも連日同一量での投与が望ましい。

2) DOAC

DOACは凝固カスケードの最終であるトロンビンを抑制するダビガトランと，その手前のXa活性を阻害するリバーロキサバン，アピキサバン，エドキサバンがNVAF症例に対して承認されている。DOACの効果をXa活性などを用いて確認する方法はあるが，ワルファリンにおけるPT-INRのように簡易的には評価できず汎用されていない。したがって，規定の用法・用量を守ることで至適域のワルファリンと同等の効果が得られると考え，使用する。

DOACの特徴としては，即効性があること，ワルファリンと比べて頭蓋内，消化管出血などの出血合併症が少ないこと，頻回の血液検査による凝固能の測定が不要であること，ビタミンK非依存性のため食事制限が不要であることが挙げられる。ワルファリンと比較して良い点が多いが，半減期が短く飲み忘れによる再発が懸念されること，中和薬がダビガトラン以外に市販されておらず緊急時の対応が困難であること，薬価が高く患者の金銭的負担が増えることに留意する必要がある(表4)。

表4　ワルファリンとDOACの違い

	ワルファリン	DOAC
効果の速さ	遅い	早い
飲む回数	1日1回	1日1～2回
1日量	2～5錠程度(効果により調節)	1または2錠
食事制限	納豆・青汁・クロレラ	なし
採血	毎月	数カ月に1回程度
中和薬	あり	ダビガトランのみ
薬価	3割負担:約260円/mth	3割負担:2,500～7,000円/mth

DOAC使用上の注意点

①減量投与について

DOACには腎機能，体重，年齢などによる減量基準が設けられている。以下に用量比較を示す。外来では体重，腎機能については定期的にフォローし，減量基準に該当する場合にはその時点で減量投与することが必要である。また，P糖蛋白質阻害薬である抗不整脈薬や抗真菌薬を内服中の患者では体重，腎機能にかかわらず減量投与する。

DOACとワルファリンの比較試験では，ワルファリンとの比較群として通常量のDOACが大半であり，減量したDOACがワルファリンに対して非劣性であったことが証明されているのはダビガトランの220mg/day，エドキサバンの30mg/dayのみであり，アピキサバン，リバーロキサバンの減量投与がワルファリンに対して非劣性であることは証明されていない。したがって，DOACは通常量を用いることを基本とし，減量基準に該当する場合にのみ減量で使用し，必要のない減量は避けなければならない。

②腎機能障害について

すべてのDOACは肝・腎両方で代謝される。各DOACで代謝率に差はあるものの，ダビガトランはクレアチニンクリアランス（Ccr）＜30mL/min，その他はCcr＜15mL/minは投与禁忌である。したがって，高度腎機能障害例や血液透析患者においてDOACは使用できない。なお，DOACの減量基準である腎機能評価方法としては，推算糸球体濾過量（eGFR）ではなくCcrを利用することに留意する。

表5に各DOACの特徴を記載する。

表5　各DOACの特徴と減量基準・禁忌

	ダビガトラン	リバーロキサバン	アピキサバン	エドキサバン
	トロンビン阻害薬	活性化第X因子（第Xa因子）阻害薬		
投与量・回数	150mg 1日2回 110mg 1日2回	15mg 1日1回 10mg 1日1回	5mg 1日2回 2.5mg 1日2回	60mg 1日1回 30mg 1日1回
減量基準	以下あれば減量を考慮 •Ccr＝30～50mL/min •70歳以上 •P糖蛋白阻害薬使用 •消化管出血既往	以下あれば10mgに減量 •Ccr＜50mL/min	以下2つ以上で2.5mgに減量 •80歳以上 •体重≦60kg •Cr≧1.5mg/dl	以下あれば30mgに減量 •体重≦60kg •Ccr＜30～50mL/min •P糖蛋白阻害薬使用
禁忌	Ccr＜30mL/min	Ccr＜15mL/min	Ccr＜15mL/min	Ccr＜15mL/min

4 二次予防におけるリスク管理

1) 再発リスクについて

NVAF症例において，抗凝固療法を施行しない場合の年間再発率は12%と，他のリスクに伴う脳梗塞発症率5～8%より明らかに高く，脳梗塞の既往は脳梗塞再発の大きなリスクとなるため，適切な抗凝固療法が必要である。ワルファリンであれば効果不十分な場合に，DOACの場合は半減期が短いため飲み忘れによる再発，もしくは不適切な減量などが再発の原因となることがあり，薬剤管理を徹底することが前提である。

また，心原性脳塞栓症は心疾患と密接にかかわっており，心疾患を悪化させる因子に対する管理も必要である。心筋梗塞など動脈硬化性心疾患が原因となる場合には，血圧，脂質異常症，糖尿病，喫煙などの動脈硬化リスク管理が必要である。

なお，中等度リスク塞栓源であるうっ血性心不全は心房細動をはじめとした高リスク塞栓源心疾患が原因となりうるため，心不全予防としてアンジオテンシン変換酵素(ACE)阻害薬やアンジオテンシンⅡ受容体拮抗薬(ARB)による高血圧管理，βブロッカーによるレートコントロールなどを行いつつ，定期的な心機能評価を行うべきである。

2) 出血リスクについて

抗凝固療法中の頭蓋内出血は重篤で，予後不良であることが多い。BAT研究では頭蓋内出血の年間発症頻度は抗凝固療法単独で0.6%/yr，抗血小板薬と抗凝固薬で1.0%/yrと抗血栓薬の併用で頭蓋内出血の頻度が上昇することが明らかにされた[17)]。したがって，心原性脳塞栓症の二次予防では頭蓋内出血を増加させない抗血栓療法が望ましい。各種DOACではワルファリンと比べて頭蓋内出血の発症率が減少することが示されており，DOACが使用可能な例にはDOACを第一選択とするべきである。

また，ワルファリンあるいはDOACによる出血合併症は投与開始3～6カ月以内に集中するため，その間は診療間隔をあけずに貧血などのチェックを行い慎重に観察する。投与開始半年以降は診療間隔をあけた経過観察も可能だが，貧血，腎機能の評価は忘れずに行う。

出血リスクの予測としてHAS-BLEDスコア(**表6**)や，ORBITスコア(**表7**)による評価は重要である。HAS-BLEDスコアはTTRを含む点からDOAC内服例では評価しづらいが，ORBITスコアはDOAC内服患者でも有用と考えら

表6　HAS-BLEDスコア

Hypertension：高血圧（SBP＞160mmHg）	1点（1）
Abnormal renal/liver function：腎機能・肝機能異常（透析，腎移植，Cr≧2.26mg/dL，慢性肝疾患，肝機能異常：T-Bil＞正常の2倍，AST/ALT/ALP＞正常の3倍）	各1点（2）
Stroke：脳卒中・TIAの既往	1点（1）
Bleeding：過去の出血既往，出血傾向，出血性素因（血小板減少や貧血を含む）	1点（1）
Labile INRs：不安定/高いINR，もしくはTTR＜60%	1点（1）
Elderly：年齢＞65歳	1点（1）
Drugs/Alcohol：抗血小板薬，NSAIDs使用，アルコール多飲	各1点（2）

0点：低リスク群，1～2点：中リスク群，3点以上：高リスク群
SBP：収縮期血圧，NSAIDs：非ステロイド性抗炎症薬

表7　ORBITスコア

年齢：74歳以上	1点（1）
貧血：Hb低下（男性13未満，女性12未満），Hct 低下（男性40%未満，女性36%未満）	各1点（2）
出血の既往	2点（2）
腎機能低下：eGFR＜60mL/min	1点（1）
抗血小板薬内服あり	1点（1）

0～1点：低リスク群，3点：中リスク群，4点以上：高リスク群

れる。これらのスコアを参考にした上で抗凝固療法の是非について検討する。ただし，HAS-BLEDスコア高値例は高血圧，脳卒中，高齢といった項目が共通するため，必然的に$CHADS_2$，$CHADS_2$-VAScスコアも高くなり，脳梗塞や全身性塞栓症ハイリスク群にもなりうる。したがってHAS-BLED高値例に対して抗凝固療法を低容量にする，あるいは管理目標を弱めるのは望ましくはなく，是正可能な危険因子の管理を徹底することが勧められる。

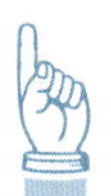

オススメの治療

①非弁膜症性心房細動	DOAC（プラザキサ®，イグザレルト®，エリキュース®，リクシアナ®）
②非弁膜症性心房細動合併TIA	ワルファリン（PT-INR 2.0～3.0）

③心内血栓・心筋梗塞後・弁置換術後	ワルファリン(PT-INR 2.0～3.0)
④血圧	130/80mmHg未満を目標に, ARB, ACE阻害薬, カルシウム拮抗薬など併用

まとめ

- 心原性脳塞栓症の二次予防には抗凝固療法を行う。
- DOACはNVAF症例に使用可能であり, その他の原因の場合ワルファリンを用いる。
- ワルファリンは原疾患に対して目標とするPT-INRは異なる。管理する上ではTTRを意識するが, 過延長に留意する。
- DOACは規定用法を守ることで効果が得られるため, 不必要な減量投与は避けるべきである。
- 血圧管理, 動脈硬化疾患管理ならびに定期的な心機能評価が再発予防に必要である。
- 出血予防のためHAS-BLEDスコアやORBITスコアを利用したリスクの層別化を行い, 貧血, 腎機能の定期的な評価を行う。

文献

12) Adams HP J, et al: Stroke. 1993; 24(1): 35-41.
13) American Heart Association Stroke Council, Council on Cardiovascular and Stroke Nursing, Council on Clinical Cardiology, and Council on Peripheral Vascular Disease: Stroke. 2014; 45(7): 2160-236.
14) Yasaka M, et al: Intern Med. 2001; 40(12): 1183-8.
15) J-RHYTHM Registry Investigators: Circ J. 2015; 79(11): 2345-52.
16) 日本透析医学会:血液透析患者における心血管合併症の評価と治療に関するガイドライン. 日透析医学会誌. 2011; 44(5): 337-425.
17) Bleeding with Antithrombotic Therapy (BAT) Study Group: Stroke. 2008; 39: 1740-5.

池之内 初, 豊田一則

1 TOAST分類による「その他の脳梗塞」の定義

TOAST分類では，「その他の脳梗塞」には大動脈原性脳塞栓症，脳動脈解離，もやもや病，抗リン脂質抗体症候群，脳静脈洞血栓症，血管炎〔全身性エリテマトーデス(SLE)，結節性多発動脈炎，側頭動脈炎，高安動脈炎など〕，血栓性素因(血小板増多症，真性多血症，AT(アンチトロンビン)Ⅲ欠損，プロテインC/S欠損)などが挙げられる。

脳動脈解離(頭蓋内・外動脈解離)，もやもや病は他項(Ⅱ-5)にゆずることとし，本項では原因不明脳梗塞(ESUSを含む)を中心に，その他の脳梗塞の二次予防について述べる。

2 ESUS (embolic stroke of undetermined source)とは

これまでTOAST分類において，原因不明あるいは特定できないものをcryptogenic strokeと呼んでいた。ESUSはcryptogenic strokeのうち，脳塞栓症と考えられるものの総称で，2014年に提唱された[18)]。ESUSの原因として発作性心房細動，大動脈原性脳塞栓症，奇異性塞栓症，脳動脈解離，Trousseau症候群，血栓性素因による脳梗塞などが含まれる。塞栓症をきたしうる疾患を総じた概念であるため，原因検索により二次予防を決定することが重要である。

以下，ESUSの中でも塞栓源不明の場合の対応について述べる。

ESUSの30%に潜在性発作性心房細動が関与しているとされる[19)]が，発作性心房細動の出現頻度・持続時間が短い症例も多く，入院中や外来での短時間の検査では発作性心房細動を検出できない場合も多い。二次予防を決定する上で発作性心房細動の有無は重要であるため，ESUSの中でも発作性心房細動を有する可能性の高い症例を層別化する必要がある。

しかしながら，ESUSの診断基準(**表8**)では穿通枝領域梗塞であるBADタイプも含まれうること，経食道心エコーが必須ではなく大動脈検査や卵円孔開存などを除外できないことから，この診断基準に沿って発作性心房細動を有する可能性の高い患者を抽出することはやや困難である。2016年に日本国内で提案

表8 ESUSの診断基準

診断基準	•ラクナ梗塞が除外されている •責任血管の50%以上の狭窄がない •高リスク塞栓源となる心疾患がない •その他の脳梗塞の原因(血管炎，動脈解離，片頭痛，血管攣縮，薬剤など)が存在しない
推奨される検査	•頭部CT／MRI •12誘導心電図 •24時間以上の心臓モニタリング •経胸壁または経食道心エコー •頭蓋内･外の責任主幹動脈の画像検査(血管造影，MRA，CTA，頸動脈超音波，経頭蓋ドプラー超音波のうち1つ以上) •大動脈検査は必須ではない •凝固マーカー検査は血栓止血学異常の既往や家族歴がある場合に実施

(文献18をもとに作成)

表9 「植込み型心電図記録計検査の適応となり得る潜因性脳梗塞の診断基準」と必要な検査

診断基準	•穿通枝領域梗塞巣(ラクナ梗塞など)でないことのMRIでの同定 •梗塞巣に関連する頸部動脈または脳動脈の閉塞ないし50%以上の狭窄が存在しない •高リスク塞栓源心疾患が存在しない •奇異性脳塞栓症の確診例でない •大動脈原性脳塞栓症の確診例でない •脳梗塞を起こしうる特殊な原因(血管炎，動脈解離，片頭痛，血管攣縮，薬剤，血栓性素因など)が存在しない
推奨される検査	[必須] •頭部MRI(MRI撮像禁忌･困難例では頭部CT) •12誘導心電図 •自動リズム検出可能な24時間以上の心電図モニタ •経胸壁心エコー •梗塞巣に関連する頸部動脈の画像診断：カテーテル血管造影，MRA，CTA，頸部超音波のいずれか •梗塞巣に関連する頭蓋内動脈の画像診断：カテーテル血管造影，MRA，CTAのいずれか(これらが行えない場合は，経頭蓋超音波検査) [強く推奨] •経食道心エコーまたは大動脈CT •奇異性脳塞栓症を疑う患者への右左短絡検査(経食道心エコーまたは経頭蓋超音波検査)と下肢静脈エコー •脳梗塞を起こしうる特殊な原因検索のための血液検査

(「植込み型心電図記録計の適応となり得る潜因性脳梗塞患者の診断の手引き」をもとに作成)

された「植込み型心電図記録計の適応となり得る潜因性脳梗塞患者の診断の手引き」では，植込み型心電図記録計の良い適応である潜在性心房細動を有する可能性の高い患者を抽出できるよう診断基準を改定しており(**表9**)，より厳密な精査・経過観察を要する症例の選別に適すると考えられる。

このような症例の外来診療において，定期的なホルター心電図が簡易的ではあるが，24時間のホルター心電図では発作性心房細動が検出されない場合も多く，それ以上の長時間のモニタリングを検討する場合には7日間程度の貼付型心電図やベルト型体外装着式心電図，もしくは植込み型心電図記録計の植込みなどを検討する。

ほかにも複数のモニタリング手段も開発されつつあり，今後各種デバイスの診療への応用が期待される。

3 ESUSの二次予防

ESUSは非心原性脳梗塞に含まれるため，明らかな塞栓源が見つからない段階での二次予防として，現時点では抗血小板療法が推奨されている。

ESUSを含む潜因性脳卒中の観察研究（Oxford Vascular Study）[20]でも，大多数の患者には二次予防として抗血小板療法が行われていた。しかしながら，抗血小板療法では再発率が高く再発病型も潜因性脳卒中が多かったという結果であり，原因として潜在性発作性心房細動を有し，抗凝固療法の必要性がある患者がいることが示唆される。

ESUSに対する抗凝固療法の有効性および安全性を検証するため，リバーロキサバン15mg/dayとアスピリン100mg/dayの比較試験であるNAVIGATE-ESUSが行われていたが，脳梗塞の再発は同程度でDOAC（直接経口抗凝固薬）群に出血リスクが高いことが判明し，早期中止となった[21]。また「世界脳卒中会議2018」で，ダビガトラン300mg/dayもしくは220mg/dayとアスピリン100mg/dayとの比較試験であるRESPECT-ESUSの解析結果が報告されたが，ESUSに対するダビガトランの有効性，安全性はアスピリンと比較し同程度であった。

これら2つの臨床試験では，ESUSに対する抗凝固療法が抗血小板療法より優れることは示されなかったが，用いられたESUSの診断基準上，経食道心エコーが必須ではなく，発作性心房細動を有する可能性の高い患者の層別化が不十分であることから，これら2つの臨床試験の結果でいかなるESUSにも抗凝固療法が使用できないと判断するべきではなく，発作性心房細動を有する可能性の高い症例には抗凝固療法を検討することも必要である。

特にNT-proBNP（ヒト脳性ナトリウム利尿ペプチド前駆体N端フラグメント）高値（>185pg/mL），加算平均心電図におけるP波陰性成分（p-wave terminal force）の増大などatrial cardiopathy（心房心筋症）を示唆する所見や[22]，左房径の拡大，ホルター心電図における上室性期外収縮の出現＞30回/hrなどの所見[23]は発作性心房細動と関連するとされるため，これらの所見を参考に抗凝固療法の検討，頻回な長時間の心電図モニタリング，植込み型心電図記録計の植込みなどを検討する。

現時点ではDOACは発作性心房細動，深部静脈血栓症を有する例以外では認められておらず，ESUSに対して抗凝固療法を行う際にはワルファリンを検討する。発作性心房細動が見つかっていないという理由だけで，抗凝固療法を完全に選択肢から外すことは避けるべきである。

4 その他の脳梗塞

1）大動脈原性脳塞栓症

大動脈弓部の複合粥腫病変による塞栓症を指す。二次予防としては大動脈複合粥腫病変の進展予防と安定化のため，動脈硬化リスクコントロールのため高血圧症，糖尿病，脂質異常症，喫煙に対する介入が重要である。

大動脈原性脳塞栓症としてのリスクコントロールに関するエビデンスはないため，筆者らは非心原性脳梗塞の厳格なコントロールとして血圧は130/80mmHg未満，LDL-Cは70mg/dL未満，糖尿病は合併症予防であるHbA1c7.0%未満をコントロール目標としている。

二次予防としての抗血栓療法に関して，ワルファリンによるPT-INR（プロトロンビン時間国際標準比）2.0〜3.0を目標とした場合と，アスピリン100mg/dayとクロピドグレル75mg/day併用を比較したARCH研究があるが，抗凝固・抗血小板薬間で複合エンドポイント（虚血性脳卒中，出血性脳卒中，末梢塞栓，心筋梗塞，頭蓋内出血，血管死）に有意差は認めなかった[24]。

可動性プラークを認める高度粥腫病変に対しては抗凝固療法が望ましいとの報告もあるが，現時点では抗凝固療法と抗血小板療法のどちらが良いかについて結論が出ておらず，非心原性脳梗塞として抗血小板療法による二次予防と動脈硬化リスクコントロールを行うのが妥当と考えられる。

2）脳静脈洞血栓症

静脈洞内血栓により静脈圧亢進により，脳梗塞，脳出血などを呈し，麻痺，痙攣，頭痛等各種の神経症状を呈する。

遺伝性の先天性，または後天性の凝固亢進状態が基礎疾患として存在することが多く，抗リン脂質抗体症候群，ATⅢ欠乏，プロテインC/S欠乏症，高ホモシステイン血症などが原因となりうる。妊娠，産褥期の凝固亢進状態や，経口避妊薬による影響なども示唆されている。

静脈血栓であり，ワルファリンによる抗凝固療法が行われる。重度の血栓性素因を有する脳静脈洞血栓症患者では，PT-INR 2.0～3.0を目標としたワルファリンを無期限に継続する。一過性の危険因子を伴う脳静脈洞血栓症患者においては，PT-INR 2.0～3.0を目標とした3～6カ月のワルファリン治療を考慮し，原因が明らかでない症例に対してはPT-INR 2.0～3.0を目標とした6～12カ月のワルファリンを考慮する[25]。

3) 抗リン脂質抗体症候群

抗リン脂質抗体症候群では動脈・静脈どちらの血栓症も起こり，血栓症の再発率も高い。第一選択としてワルファリンが用いられることがあるが，十分な科学的根拠はない。「自己免疫疾患の病因・病態解析と新たな治療法の開発に関する研究」班において，治療指針（図7）[26]が提唱されており，動脈系血栓症には抗血小板薬を，静脈血栓症に対してはワルファリンによるPT-INR 2.0～3.0を目標としたコントロールが推奨されているが，十分なエビデンスはないこと

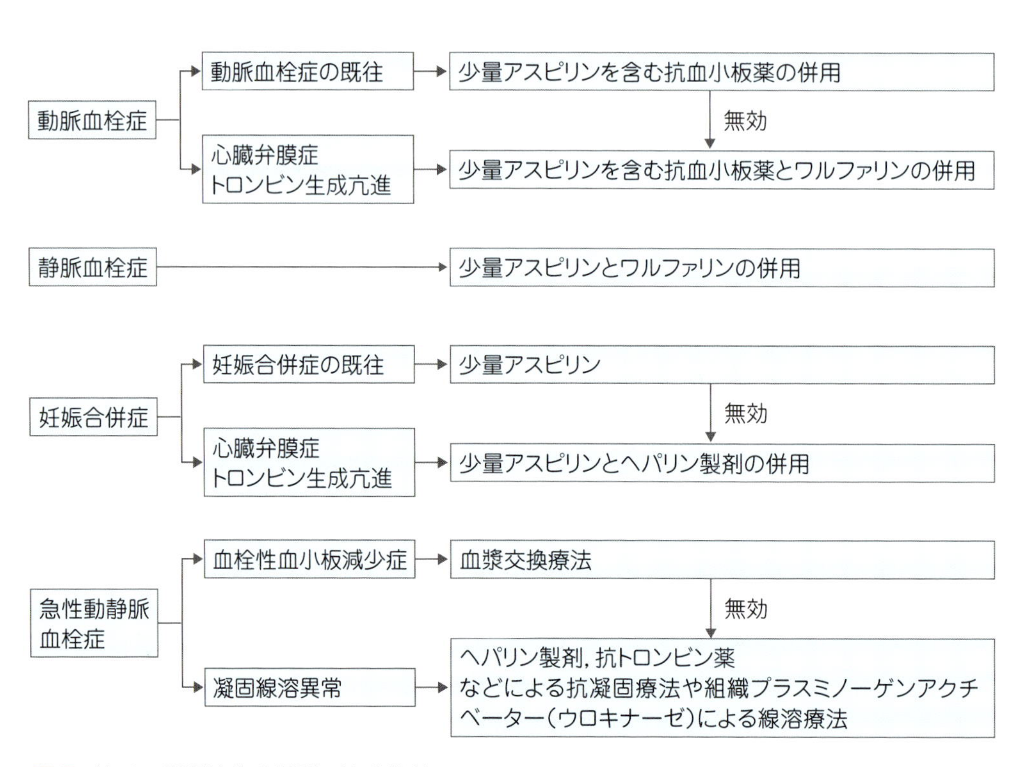

図7　抗リン脂質抗体症候群の治療指針　（文献26をもとに作成）

に留意する。

4) 高ホモシステイン血症

高ホモシステイン血症の原因として，ビタミンB_6，ビタミンB_{12}，葉酸欠乏，腎不全，悪性腫瘍，薬剤（抗てんかん薬，メトトレキサートなど）など様々な原因で起こる。ホモシステインにより血管内皮障害，血小板凝集亢進により血栓症を発症する。ホモシステイン値を低下させることによる再発予防効果には一定の見解はないが，高ホモシステイン血症をきたす原疾患への対応と，ビタミンB_{12}や葉酸の補充で対応する。

5) 本態性血小板血症・真性多血症

*JAK2*遺伝子変異を有する真性多血症，本態性血小板血症など骨髄増殖性疾患でも血栓性機序により脳梗塞を発症しうる。*JAK2*遺伝子変異そのものが血栓症リスクと関与する。

真性多血症では低容量アスピリンによる血栓症予防が推奨され，本態性血小板血症では血小板150万以上，*JAK2*変異陽性，塞栓症の既往例など高リスク群において抗腫瘍薬による血小板減少療法に加え，低容量アスピリンが推奨される[27]。血小板数のコントロール目標については明確なエビデンスはないが，血小板数を正常化させることが勧められている。

6) 血管炎症候群

血管の炎症性変化による動脈狭窄，局所での血流障害や血栓形成により脳梗塞を発症する。ステロイドや免疫抑制薬などにより原疾患の治療を行った上で，二次予防として抗血小板薬が投与される場合があるが，エビデンスレベルの高い治療法ではない点に留意する必要がある。

高安動脈炎

動脈狭窄による虚血イベント抑制のため抗血小板薬投与が望ましい。

巨細胞性動脈炎

頭蓋内動脈の血管炎を発症することは稀だが，眼動脈領域の虚血を生じることは多く，低用量アスピリン（81～100mg/day）の内服が望ましい。

髄膜炎

結核性髄膜炎，帯状疱疹ウイルス髄膜炎などに併発する血管炎により脳梗塞を発症する症例が散見されるが，抗血小板薬の投与に関するエビデンスはない。

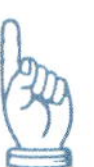

オススメの治療

① ESUS	症例に応じて以下の抗血小板療法，抗凝固療法いずれかを検討する
抗凝固療法	ワルファリンによる抗凝固療法（PT-INR目標：70歳以下2.0～3.0，70歳以上1.6～2.6）
抗血小板療法	アスピリン100mg/dayもしくはクロピドグレル75mg/day，シロスタゾール200mg/day ホルター心電図・植込み型心電図記録計の植込みによる発作性心房細動の検索
② 大動脈原性脳塞栓症	抗血小板療法：アスピリン100mg/dayもしくはクロピドグレル75mg/day，シロスタゾール200mg/day 高血圧症（目標：130mmHg/80mmHg未満），脂質異常症（目標：LDL-C 70mg/dL未満），糖尿病（目標：HbA1c 7.0%未満）

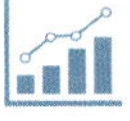

まとめ

- ESUSには潜在性発作性心房細動が関与する。
- ESUSでの二次予防の基本はアスピリンとなるが，心房細動の関与がより疑わしい症例に対しては抗凝固療法の導入や，頻回の心電図モニタリングを行う。
- 大動脈原性脳塞栓症の二次予防は抗血小板療法と厳格なリスクコントロールを行う。

- 脳静脈洞血栓症の二次予防としてのワルファリンは原疾患の有無で継続期間を判断する。

文献

18）Cryptogenic Stroke/ESUS International Working Group：Lancet Neurol. 2014；13(4)：429-38.
19）CRYSTAL AF Investigators：NEJM. 2014；370(26)：2478-86.
20）Oxford Vascular Study：Lancet Neurol. 2015；14(9)：903-13.
21）NAVIGATE ESUS Investigators：N Engl J Med. 2018；378(23)：2191-201.
22）Kamel H, et al：Stroke. 2018；49(4)：980-986.
23）Binici Z, et al：Circulation. 2010；121(17)：1904-11.

24) Aortic Arch Related Cerebral Hazard Trial Investigators：Stroke. 2014；45(5)：1248-57.
25) American Heart Association Stroke Council and the Council on Epidemiology and Prevention：Stroke. 2011；42(4)：1158-92.
26) 小池隆夫：抗リン脂質抗体症候群の治療指針案について．厚生省特定疾患対策研究事業―自己免疫疾患の病因・病態解析と新たな治療法の開発に関する研究報告書．p135-7. 2002.
27) 日本血液学会(編)：造血器腫瘍診療ガイドライン2013年版．金原出版，2013.

池之内 初，豊田一則

3 脳出血

わが国では脳出血(intracerebral hemorrhage；ICH)やくも膜下出血などの出血性脳卒中は全脳卒中の約1/4を占める。そして脳出血はその大部分を占め，欧米諸国と比較すると2～3倍高いと言われている[1)]。その原因の多くは高血圧性脳出血であるが，アミロイドアンギオパチーや脳動静脈奇形なども原因となることもある。

脳出血は生命・機能予後が悪い疾患であるが，急性期治療をしっかりと行った後，円滑に慢性期治療へ移行することが再発やそのほかの合併症予防に重要と思われる。

本項では脳出血の病態，急性期の治療，慢性期治療について述べる。

高血圧性脳出血

高血圧性脳出血は出血性脳卒中の多くを占め，その割合は増えてきている。日本脳卒中データバンクによると，2000～2004年は出血性脳卒中のうち59.7%であったが，2009～2013年3月では67.6%を占めるようになってきた[2)]。

高血圧によって脳内血管に類線維性壊死(fibrinoid necrosis)が引き起こされ血管壁が脆弱化する。これが破綻することが高血圧性脳出血の主な原因と考えられている。そして出血巣周囲には類線維性壊死の治癒過程であるリポヒアリノーシスや動脈瘤様血管拡張を認めることがある[3)]。

1 画像診断

脳出血を疑った場合，単純CTが有用である。撮影時間も短く，意識状態や呼吸状態の悪い患者への検査にも適している。血腫はCTで高吸収を呈する(p64 図2)。そしてDSA(digital subtraction angiography)による脳血管撮影やCT血管造影により，器質的な異常が原因であるほかの脳出血(脳動脈瘤，脳動静脈奇形，もやもや病など)と鑑別することができる。

来院時，現病歴や神経症状のみでは，虚血性脳卒中か出血性脳卒中であるかの判別が困難な場合が多い。虚血性脳卒中を疑った場合は病型診断や脳梗塞領域の同定のためMRIが有用である。発症4.5時間以内のt-PA(組織プラスミノーゲンアクチベーター)による血栓溶解療法が虚血性脳卒中に有効であり，タイムウィンドウの狭いこの治療も念頭に置いて，まずMRIを施行することが多くなってきている。

MRIでも出血の診断は可能であり，脳血管奇形等の器質的異常を同定できることもある。MRIでの見え方は，発症からの時期によって違ってくる。脳卒中を疑った場合，拡散強調画像・FLAIR・T2*が撮影されることが多いが，急性期での見え方を図1に示す。しかしながらMRIでは血腫サイズの正確な計測は困難である。よってMRIにて脳出血と診断されれば，CTを撮影することが勧められる。

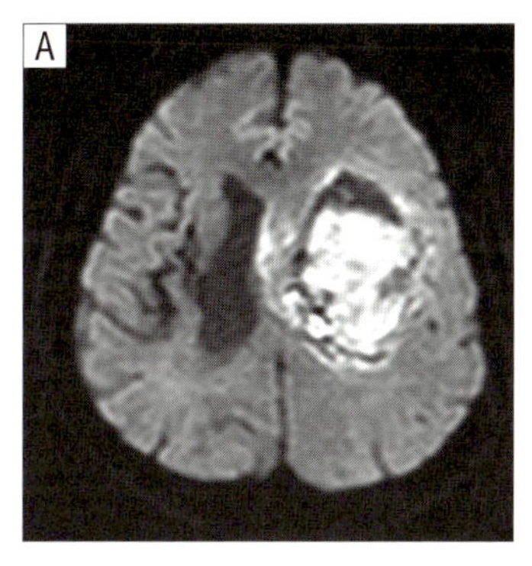

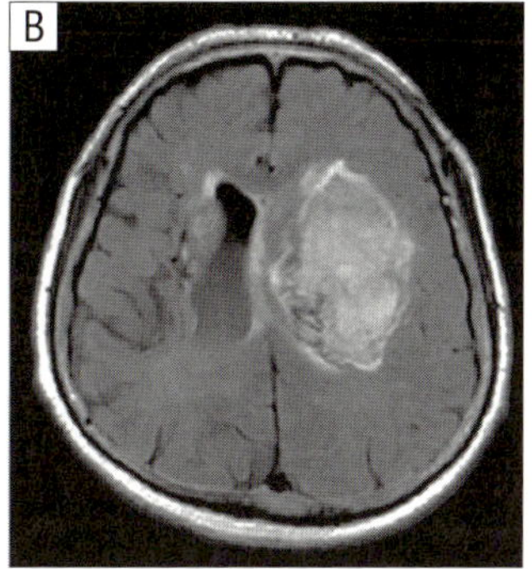

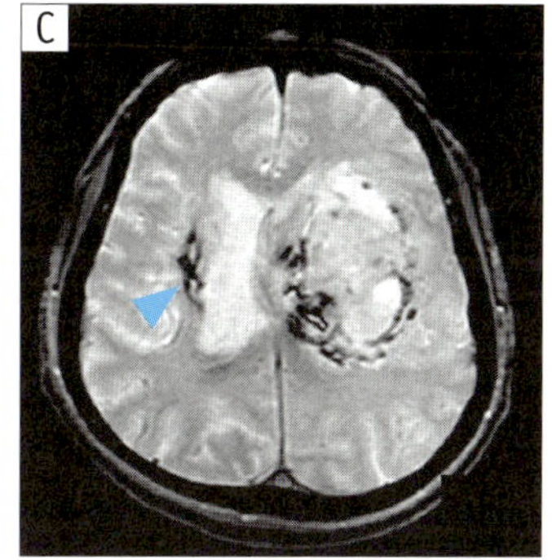

図1　急性期の脳出血(左被殻)

A：拡散強調画像。周辺にlow intensityのリングを伴ったhigh intensityが血腫である。血腫が小さい場合はこのコントラストが不鮮明であることもあり，脳梗塞との鑑別が必要となることがある。その場合は追加のCT検査もためらわず行う。
B：FLAIR画像。血腫はhigh intensityである。
C：T2*画像。ヘモジデリンがlow intensityとして描出される撮影方法である。早期の血腫内にはヘモジデリンが少ないが，血腫の辺縁に少し認める。対側には陳旧性の出血瘢があり，これも描出されている(▲)。

2 好発部位と症状

出血量が少ない場合は，頭痛のみが症状のこともある。しかし出血部位によって様々な神経学的異常が出現してくることが多い。また優位半球か劣位半球かによっても症状に差異が出る。出血量が多いと意識障害，呼吸停止をきたす。好発部位[2)]とそのCT・症状を示す（図2）。

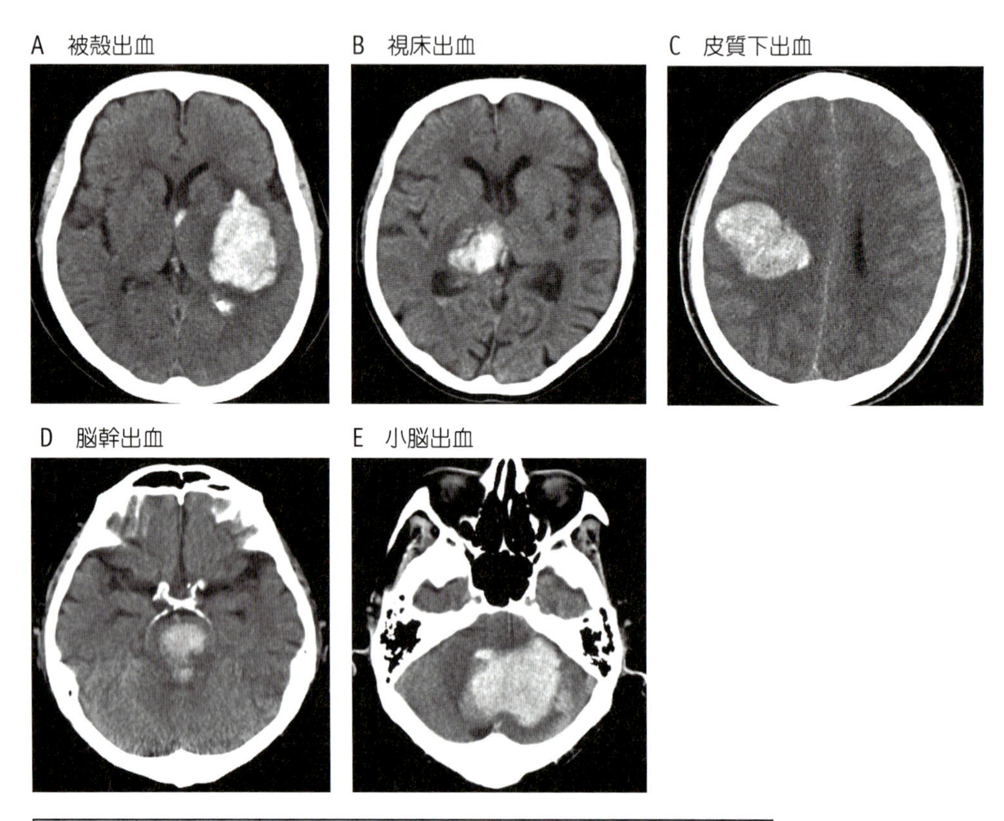

	頻度（%）	症状	眼球変位
A 被殻	29	対側の麻痺	病側への共同偏視
B 視床	26	対側の麻痺・感覚障害	病側への共同偏視，または内下方視（thalamic eye）
C 皮質下	19	対側の麻痺	病側への共同偏視
D 脳幹	9	四肢麻痺	縮瞳，眼球運動障害
E 小脳	8	病側の協調運動障害，体幹失調，めまい，嘔吐	対側への共同偏視
その他	9		

図2　脳出血の好発部位とその症状

近年，脳出血拡大の画像マーカーとしてspot signが提唱されている。これはCT血管造影において血管外に漏出した造影剤が血腫内に認めるものであり（図3），脳出血患者の2～3割に認める[4)5)]。これを認めた場合は，保存的加療下での血腫拡大のリスクが高くなると言われている。一方，手術後の再出血のリスクも高いと報告されている[4)]。こういった症例に対する治療を，いかに安全に行っていくかは今後の課題である。

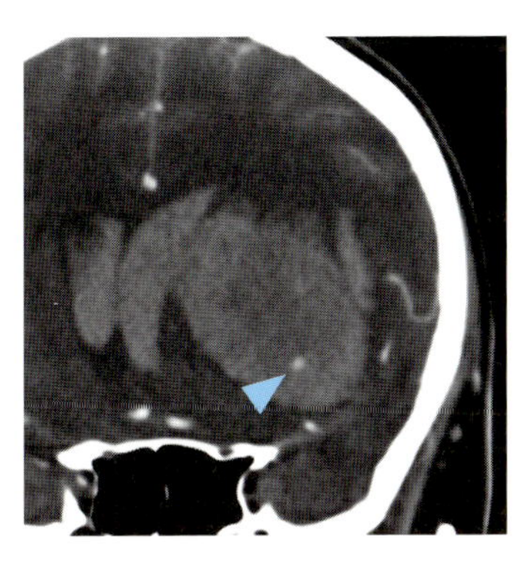

図3　造影CT画像で見られる脳出血のspot sign

CT血管造影にて，血腫内にspot signを認める（▲）。

3 急性期治療

1）血圧管理

急性期における血圧の管理は，再出血や血腫増大抑制において重要である。収縮期血圧140mmHg未満を目標とする降圧療法が推奨される[1)]。以前は血腫周辺の脳血流を維持するために，緩やかな降圧（180mmHg未満を目標）が行われていたが，140mmHg未満に降圧したほうの機能予後が良好となることがrandomized control study（INTERACT2試験）にて示された[6)]。

降圧薬としてはニカルジピン，ジルチアゼム，ニトログリセリンが推奨される。日本では，降圧効果が得やすいニカルジピンの持続静注がよく用いられている。

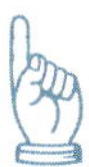

オススメの治療

体重50kg， 収縮期血圧140mg以上の場合	生理食塩水のラインをとる ニカルジピン1mgワンショットでⅣ＋ニカルジピン1～2mg/hr持続投与開始 その後，収縮期血圧140mmHg以上でニカルジピンを1～2mg/hr増量する（最大18mg/hrまで増量可）

2) 脳浮腫・頭蓋内圧の管理

頭蓋内圧が上昇している可能性がある場合，または脳圧迫による局所症状が出ている場合は，濃グリセリン（果糖配合）を点滴投与する（マンニトールを用いることもある）[1]。また上体を約30°挙上することも脳圧降下に有効とされており，血圧の低下に注意しながら行われる[1]。ステロイドホルモン投与の有効性はなく，行われることはない[1]。

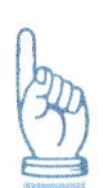

オススメの治療

①重症例	グリセオール®200mL，1日4回（6時間ごとに投与）
②軽症または中等症	グリセオール®200mL，1日2回（12時間ごとに投与）

3) 手術

保存的加療方針 vs. 積極的手術の方針（多くは開頭血腫除去術）の予後を比較した大規模なrandomized study（STICH研究）がなされた。そして両群間に機能予後の差はなく，早期手術の有用性は否定された[7]。しかし，この研究では初期に保存的加療群に割り付けられても，状態が悪化した場合には手術がなされており，手術自体が否定されたわけではない。実際には意識障害を引き起こすような大きな出血では手術が必要となることが多い（図4）。

最近では低侵襲である内視鏡手術が普及し，予後の改善が期待されている。また定位血腫吸引術（CTやMRIで座標を決め，ニードルによる穿刺・吸引）も行われることもあるが，早期に十分な血腫除去ができないことや，止血ができないことがデメリットとなっている。

手術の適応

①被殻出血

神経学的所見が中等症，血腫量が31mL以上でかつ血腫による脳の圧迫がある場合。

②視床出血

血腫除去術の適応となることは少ない。水頭症の出現や脳室内血腫に対して脳室ドレナージを行うことはある。

③皮質下出血

意識障害がある場合。特に脳表から血腫までの深度が1cm以下のものは良い適応である。

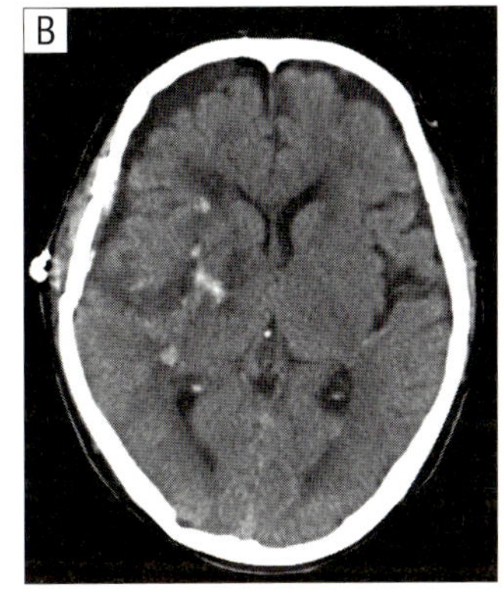

図4　開頭血腫除去術を行った患者のCT画像
A：術前，B：術後。

④小脳出血

血腫の最大径が3cm以上で神経学的所見が増悪している場合。血腫による圧迫で閉塞性水頭症となっている場合。

⑤脳幹出血

手術適応はない。

深昏睡や，瞳孔散大しているような重症例，また神経学的所見が軽症例，血腫量が少ない例に対する手術適応はない[1]。

手術法

①開頭・顕微鏡下血腫除去術

全身麻酔下で開頭を行う。顕微鏡下で，血腫に近い部分の脳を一部切開し，血腫へ到達する。血腫を吸引除去する。

②内視鏡血腫除去術

全身麻酔下または局所麻酔下で，穿頭（または小開頭）を行う。血腫内へ内視鏡のポートを挿入し，内視鏡下で血腫を吸引除去する。

③定位血腫吸引術

頭部をフレームに固定し，CTで計測した血腫の座標に向けてニードルを挿入する。そして用手的に血腫を吸引除去する。さらに血腫腔にドレーンを留置し，ウロキナーゼを注入することで，血腫を排出させることもある。上述の血腫除去術と比較して，血腫の縮小・消失率は劣る。

4）深部静脈血栓症・肺動脈塞栓症の予防

早期離床や積極的リハビリが深部静脈血栓症予防に有用である[1]。離床が困難な患者に対しては，弾性ストッキングのみでは予防効果はなく，間欠的空気圧迫法を行うことが勧められる。また高度の麻痺がある例では，再出血のリスクが低くなった時期（数日から1週間以後）に，抗凝固薬を投与することもある。

5）上部消化管出血の予防

ストレス潰瘍ができることがある。高齢者や重症例でリスクが高い場合はプロトンポンプ阻害薬（PPI）の投与を行う。

6）抗血栓薬

出血後は，抗血栓薬の中止が必要である。ワルファリンの内服中の場合は速やかにprothrombin time-international normalized ratio（PT-INR）を1.35以下に正常化することが望まれる。ビタミンKの投与が行われるが，ワルファリンの効果の打ち消しには数時間以上の時間がかかるのが問題であった。最近，プロトロンビン複合体製剤であるケイセントラ®が認可され，急速にPT-INRの是正が可能になった。注意点として，効果が一過性であるためビタミンKの投与をあわせて行う必要がある。

中止していた抗血栓薬の再開は，再出血の危険がなくなれば再開が可能である。明確な基準はないが，1～2週間以内に再開できることが多い。

7）栄養管理

脳卒中後は多くの患者に嚥下障害を認め，嚥下のリハビリは必要となる。経口食事摂取が困難な場合は，早期から胃管での栄養管理を行うことが重要である。また，誤嚥性肺炎にも注意が必要である。

4 慢性期の治療・再発予防対策

脳出血の再発率は低くはない。出血後1年までは1.8～7.4%，そして1年以降は年間約2.0～2.4%と報告されている[8]。脳出血の再発は機能・生命予後を著明に悪化させる可能性があり，二次予防が重要となってくる。

1）血圧管理

血圧の管理は高血圧性脳出血に対する一次予防のみならず，発症後の二次予防においても重要である。日本における観察研究において，血圧コントロール不良は再発のリスクであると報告されている[9][10]。国外の大規模な観察研究においても降圧薬を使用している患者は再発のリスクが低かった[11]。そしてrandomized studyであるPROGRESS研究では，脳卒中や一過性脳虚血発作後の患者において（脳出血は11％含まれる），アンジオテンシン変換酵素（ACE）阻害薬に利尿薬を加えると，ACE阻害薬単独よりも脳出血の再発が半減することが示されている[12]。

降圧は140/90mmHg未満を目標とするが，可能であれば130/80mmHg未満を目標とする[1]。カルシウム拮抗薬，ACE阻害薬，ARB（アンジオテンシンⅡ受容体拮抗薬），利尿薬を使用が使用される。

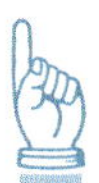

オススメの治療

①ARB投与	通常用量　1×朝食後
②効果不十分なとき	カルシウム拮抗薬を追加

2) 慢性期の画像のフォローアップ

CTやMRIにてフォローアップがされるが，慢性期において神経学的悪化がなければ画像を頻回にチェックする必要はないと考えている。しかしながら無症候性の出血が知らない間に出現していることもあり，リスクファクターの管理がうまくいっているかを確認するために，MRIを1～2年ごとに施行することが多い。高血圧がベースにあるため，脳血管狭窄や脳梗塞の出現することもあるが，これも同時に検出することもできる。

3) 痙攣の対策

脳出血後に痙攣発作は比較的多く合併する（4～18％）。部位としては被殻や視床，テント下に限局するものより，大脳皮質を含む出血に多い[1]。予防的抗てんかん薬の投与の有効性は科学的根拠が乏しく，行われることは少ない。そして，急性期にてんかんの予防目的に投与した場合でも，てんかん発作がなければ慢性期に中止するべきである。

一方，遅発性痙攣（発症2週間以降）が出現する例においては，高率に再発を起こすため，抗てんかん薬の投与が必要となる。レベチラセタムやラモトリギンの投与を第一選択として検討する。

4) スタチン

脂質代謝異常の治療に有効であるスタチンは，高容量の投与と脳出血再発の関連があったとの報告がある（SPARCL研究のサブアナライシス）[13]。しかしながら，その後のメタアナライシスではスタチンと脳出血の関連は否定されている[14]。これについては結論が出てはいないが，虚血性脳卒中予防やそのほかの動脈硬化性疾患の予防効果を考慮し，脳出血患者であっても，脂質代謝異常を認めればスタチンによる治療が必要となる場合が多いと思われる。

5）喫煙

喫煙は脳梗塞とくも膜下出血の危険因子とされているが，脳出血に関しては結論が出ていない。しかしながら高血圧性脳出血患者は，動脈硬化もあることが多いので，脳出血発症後は喫煙を強く勧めるべきである。

6）飲酒

出血性脳卒中（脳出血とくも膜下出血）と飲酒量は正の相関があるとされている[1]。脳出血後には大量の飲酒（エタノール450g/週以上）は避けるように，節酒の指導が必要である。

脳動静脈奇形による脳出血

動脈と静脈の間にナイダスと言われる血管塊を介した異常血管吻合ができた先天性異常である（図5）。動静脈間に毛細血管を介さないため，動脈圧が静脈にかかってくる。脳動脈瘤を合併することがある。この病変は脳出血の原因と

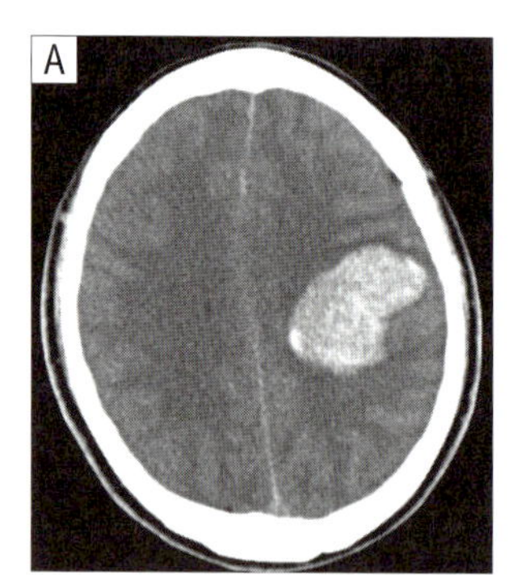

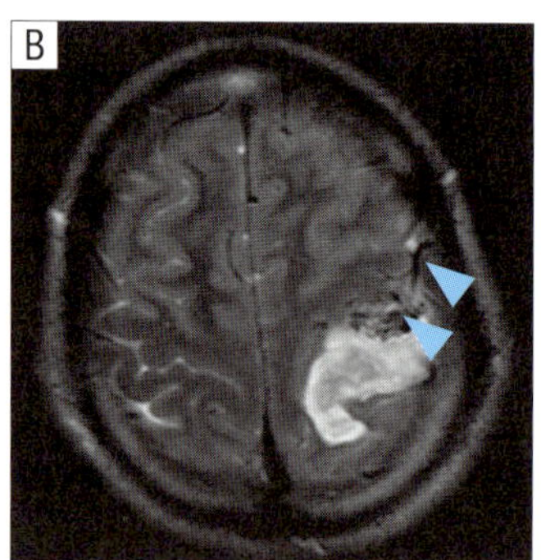

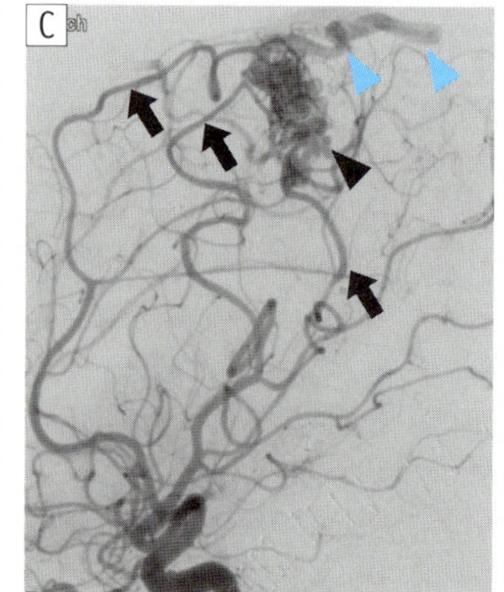

図5　脳動静脈奇形による脳出血の症例

A：CTにて左頭頂葉に皮質下出血を認めた。
B：高血圧脳出血の可能性は低く，MRIを行った。flow voidとして異常血管塊とそれにつながる血管を認めた（▲）。
C：脳血管造影（DSA）にて，脳動静脈奇形による出血と診断した（⬆：流入動脈，▲：ナイダス，▲：流出静脈）。

なり，日本における全出血性脳卒中の1～2%を占めている[2)]。

脳動静脈奇形は脳の様々な部位に発生するが，メタアナライシスでは未破裂の場合の出血率は2.2%/年であり，再出血率は4.5%/年と報告されている[15)]。再破裂率は次の1年が高く，その後，徐々にリスクは低下し，数年後には未破裂のものと同等の出血率になる[16)]。

1 基本的な治療

1) 開頭摘出術

脳動静脈奇形が小さいものや，脳表に近いもの，機能的に役割が低い脳の部位のあるものは，血腫除去術をするとともに脳動静脈奇形の摘出を行う。本治療が可能かをまず検討し，困難な場合は後述する他の治療が選択されるか併用される。

2) 血管内手術（塞栓術）

塞栓術単独での病変の完全消失は6～40%と高くはない。開頭術や放射線治療に併用して行われることが多い[1)]。現在日本では液体塞栓物質であるOnyx™（外科的治療の術前のみ認可されている）やコイルが承認されている。また，わが国では保険適用外であるがNBCA（n-butyl-2-cyanoacrylate）も広く使用される。

2 他の治療法

1) 定位放射線治療

ガンマナイフが行われる。これは頭部をピンにて固定し，放射線をターゲットに照射するものである。治療は1日で終わる。径3cm以下の小さな脳動静脈奇形に対して適応となる[1)]。周辺の脳へのダメージが低く，機能的に重要な脳の部位に病変がある場合，特に有用である。しかしながら照射から病変の閉塞（消失）までに時間がかかるため，出血例においては手術による摘出が可能であれば手術が選択されることが多い。

2) 未破裂脳動静脈奇形に対する治療

未破裂脳動静脈奇形に対する手術の必要性については議論のあるところで

あり，結論は出ていない。これまで病変のサイズが小さいものや，周囲の脳の機能的重要性が低い場合，そして導出静脈が表在のみある場合は外科的手術の成績が比較的良く，手術が行われてきた。しかし近年，保存的治療と侵襲的治療（外科的摘出術，放射線治療，血管内治療）の成績を比較した無作為臨床試験であるARUBA研究（A Randomized Trial of Unruptured Brain Arteriovenous Malformations）[17]において，保存的治療を行った場合のほうの予後が良かった。ただしこの研究は，保存的治療に有利な病変を持つ患者が多く含まれているなど，多くの批判がある。現在は，外科的治療の成績が良いと思われる上記の病変に対して，外科的介入が考慮されることが多い。

アミロイドアンギオパチーによる脳出血

脳出血の10～20％に関連があるとされる[18]。大脳半球の表層の小・中動脈にアミロイドが沈着し，血管壁が脆弱化する[19]。これが脳出血の原因となる。アミロイドアンギオパチーは高齢になるほどその頻度は増加する。85歳以上になると，アミロイドアンギオパチー（中等度以上）の有病率は約12％に達すると言われている[19]。

1 基本的な治療

皮質，皮髄境界に出血し，葉状型出血と呼ばれる[20]。一方，高血圧性脳出血の好発部位である皮質下血腫が脳表近くまで及ぶ場合もあり，これと鑑別が困難なことも多い。

本来，アミロイドアンギオパチーの診断は，剖検や手術の組織診断の上になされるが，高齢者で，ほかに出血の原因がなく，そしてCTやMRIにて脳表近くに多発する出血の存在を認めた場合はアミロイドアンギオパチーと診断されるようになってきている[20]。MRIでのT2*が，これら脳表近くの陳旧性出血の証明

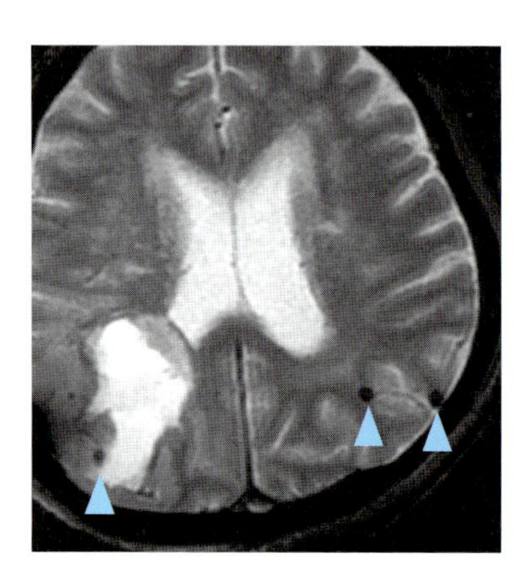

図6 アミロイドアンギオパチーによる脳出血の症例

MRI（T2*）画像。右頭頂葉に脳出血を認める。脳表に近い部位（皮髄境界）に，陳旧性微小出血（microbleeds）を認める（▲）。

に有用である(図6)。一方で，深部白質に認める陳旧性の出血はこの病態との関連はなく，高血圧性脳出血に多くみられる所見である。

1) 降圧療法

アミロイドアンギオパチー自体は高血圧との関連性が低いとされているが，高血圧がある患者においては降圧治療が必要である[1]。

2) 手術

手術適応は前述の高血圧性脳出血と同じである。以前はアミロイドアンギオパチーによる脳出血は止血が困難で，術後の再出血が多いとされていた。しかし最近では安全に手術が行えると考えられている[18]。

2 再発

遺伝子検査にてアポリポ蛋白E(*ApoE*)遺伝子ε2アリル(*ε2*)あるいはε4アリル(*ε4*)を認めた場合，再発のリスクが高くなることが知られている[21]。

その他の原因による脳出血

1 抗血栓薬に関連した脳出血

抗血栓薬の内服により，脳出血を含めた頭蓋内出血のリスクが上がる。日本で行われた観察研究(Bleeding with Antithrombotic Therapy；BAT研究)[22]において，頭蓋内出血の発症頻度は抗血小板剤単剤で0.34%/年，二剤併用で0.60%/年，ワルファリン単独で0.62%/年，ワルファリンと抗血小板薬の併用では0.96%/年であったと報告されている。

よって，患者ごとに抗血栓療法のリスクとベネフィットを考慮し，抗血栓療法を行う必要がある。そして抗凝固薬の代わりに抗血小板薬での治療が可能な場合は，変更も考慮する。また，直接経口抗凝固薬(DOAC)もワルファリンより出血性合併症が少ないとされており，変更が可能か検討する。

2 硬膜動静脈瘻

硬膜にある静脈洞に動脈が直接吻合することがある（動静脈シャント）。これにより静脈洞内の圧が高まり，脳表の静脈へ血流が逆流し，脳出血を引き起こすことがある。海綿静脈洞部や横・S状静脈洞部が多い。原因となる静脈への異常血流を遮断することが必要となり，血管内手術が行われることが多い。経動脈的塞栓と経静脈的塞栓術が行われることが多い。経静脈的塞栓のほうが根治率が高く，完全閉塞は80％前後である[1)]。

治療後も微小なシャントが残存し再発することもあるため，治療後も数年はMRI等による画像フォローが必要である（図7）。

3 海綿状血管腫

無症候性のことが多いが，痙攣や出血の原因となることがある。古典的には海綿状血管腫は先天性と考えられてきたが，近年は*de novo*病変（新生病変）があることも知られている。そして海綿状血管腫は脳内の様々な部位に発生するが，脳幹病変は出血のリスクが高い[18)]。

無症候性の場合は定期的な画像観察を行う[1)]。しかしいったん出血すると再出血率は高い。出血後2年半までは再出血率2％/月であり，その後の危険性は1％/月以下へと減少するとの報告がある[23)]。よって脳表に近く摘出できる場合

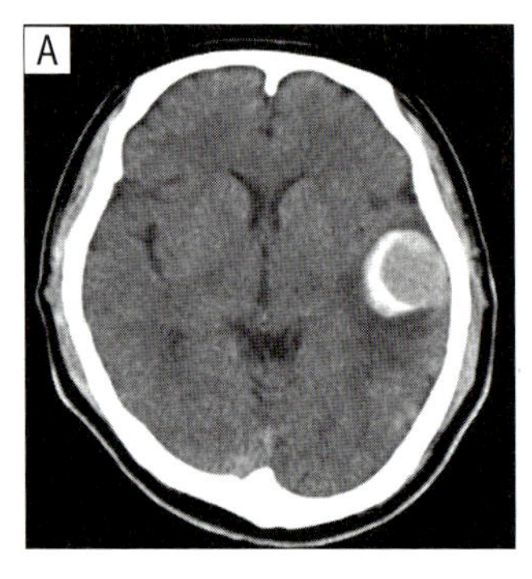

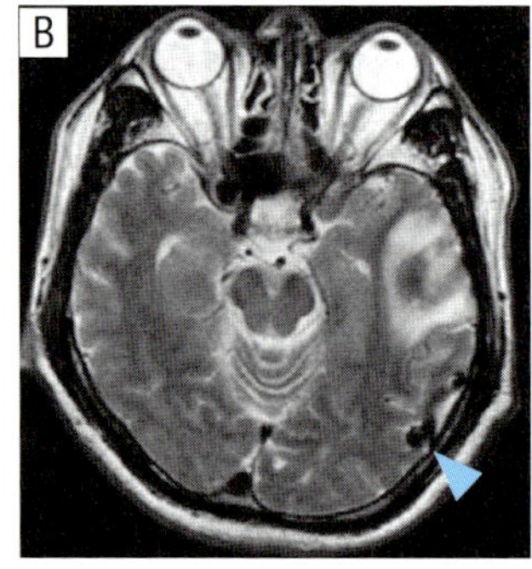

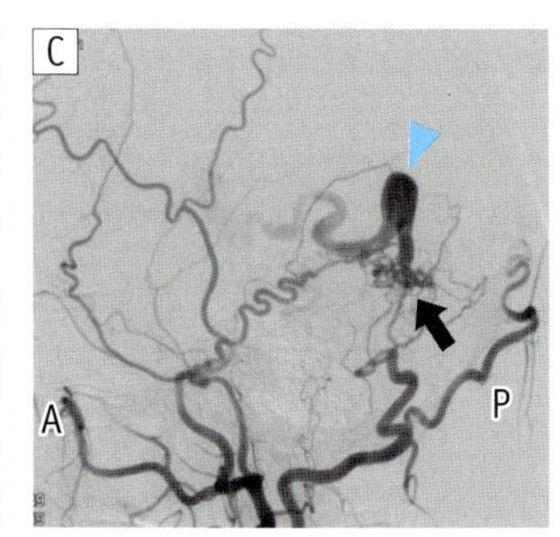

図7　硬膜動静脈瘻の症例

50歳代の男性。以前から左側の耳鳴があった。2週間前から頭痛があり，それが増強した。そして見当識障害も出現してきた。

A：頭部CT（単純）画像。左側頭葉に出血を認める。血腫はdensityの違う部位があり，時相の違う出血を表している。

B：MRI（T2）画像。血腫の周辺に拡張した静脈をflow voidとして認める（▲）。

C：左外頸動脈造影画像。動静脈シャントを認める（⬆）。また，MRIで認めた拡張した静脈には血流が逆流している（▲）。

は血腫とともに摘出を行う。摘出ができない場合は定期的な画像フォローが必要となる。また定位放射線治療が行われることもあり，治療2年以降には出血率が低下してくる。

まとめ

- 脳出血のほとんどを占める高血圧性脳出血後は，高血圧の管理や飲酒制限等の生活指導が再発抑制に重要となってくる。
- 抗血栓薬の投与されている場合は，発症後に必要性を再検討することが必要である。
- 脳出血患者は高齢であることが多く，脳局所のみならず，全身の疾患も念頭にいれて治療していくことが重要と思われる。

文献

1) 日本脳卒中学会 脳卒中ガイドライン委員会(編)：脳卒中治療ガイドライン2015〔追補2017対応〕. 協和企画, p130-80, 2017.
2) 小林祥泰(編)：脳卒中データバンク2015. 中山書店, p18-9, p130-3, 2015.
3) Lammie GA：Brain Pathol. 2002;12(3):358-70.
4) Miki K, et al：J Neurosurg. 2018;doi:10.3171/2017.12.JNS172335. [publish before print]
5) Wada R, et al：Stroke. 2007;38(4):1257-62.
6) INTERACT2 Investigators：N Engl J Med. 2013;368(25):2355-65.
7) STICH investigators：Lancet. 2005;365(9457):387-97.
8) Poon MT, et al：J Neurol Neurosurg Psychiatry. 2014;85(6):660-7.
9) Irie K, et al：Stroke. 1993;24(12):1844-9.
10) Arakawa S, et al：Stroke. 1998;29(9):1806-9.
11) Schmidt LB, et al：PLoS One. 2016;11(11):e0166223.
12) PROGRESS Collaborative Group：Lancet. 2001;358(9287):1033-41.
13) SPARCL Investigators：Neurology. 2008;70(24 Pt 2):2364-70.
14) McKinney JS, et al：Stroke. 2012;43(8):2149-56.
15) Gross BA, et al：J Neurosurg. 2013;118(2):437-43.
16) Yamada S, et al：J Neurosurg. 2007;107(5):965-72.
17) international ARUBA investigators：Lancet. 2014;383(9917):614-21.
18) 太田富雄(総編集)：脳神経外科学 改訂12版. 金芳堂, p1078-89, p1159-62, 2016.
19) Greenberg SM, et al：Stroke. 1997;28(7):1418-22.
20) Greenberg SM, et al：Stroke. 2018;49(2):491-7.
21) Tzourio C, et al：Neurology. 2008;70(16):1322-8.
22) Toyoda K, et al：Neurology. 2005;65(7):1000-4.
23) Barker FG 2nd, et al：Neurosurgery. 2001;49(1):15-24.

八木謙次，宇野昌明

4 くも膜下出血

くも膜下出血(subarachnoid hemorrhage；SAH)とはくも膜下腔へ出血をきたす病態であり，外傷を除くとほとんどの場合はその原因が脳動脈瘤の破裂に由来する。しかし，時に脳動脈瘤破裂以外の疾患に伴ってくも膜下腔に出血をきたす場合もある。具体的にはもやもや病，脳動静脈奇形(AVM)などに伴ってくも膜下出血が認められる場合や，出血源不明のくも膜下出血(angiographically occult SAH)である。

高血圧，高血圧性脳出血，脳動静脈奇形，もやもや病に伴うくも膜下出血の慢性期管理に関しての詳細は別項(Ⅱ-3，Ⅱ-5)にゆずることとして，ここでは脳動脈瘤破裂によるくも膜下出血，および出血源不明のくも膜下出血において慢性期に注意すべき病態について述べる。

脳動脈瘤破裂によるくも膜下出血

脳動脈瘤破裂によるくも膜下出血においては，破裂した脳動脈瘤より急速にくも膜下腔に出血が広がり，頭蓋内圧は急激に上昇する。出血の程度の強い重症例において，予後はきわめて悪い。

一般的には急性期に出血源である脳動脈瘤に対して再破裂を予防するための手術が行われ，開頭クリッピング術もしくは血管内治療(コイル塞栓術)が行われるが，近年はコイル塞栓術が行われる例が増加してきている。また手術後も，くも膜下腔に排出された血液により様々な病態が引き起こされる。代表的なものとしては脳血管攣縮や水頭症があるが，一般的には脳血管攣縮は出血から2

〜3週間にわたって認められ，脳梗塞を引き起こすことにより麻痺や失語，場合により意識障害などが後遺してしまうことがある。この一次性脳損傷，再破裂，そして脳血管攣縮により，くも膜下出血後の予後が規定されることとなる。

その後の慢性期において，稀に脳動脈瘤の再発や再出血を引き起こすことがあるほか，くも膜下出血に続発して水頭症やてんかん発作が起こることがあり，それらの対しての経過観察が必要である。

1 破裂脳動脈瘤術後の再発・再出血

破裂脳動脈瘤に対しては急性期の治療として，前述のように開頭クリッピング術もしくはコイル塞栓術を行うことが多いが，慢性期には動脈瘤の再発および再出血が問題となることがある。

1) ISAT studyの報告

ISAT study[1)2)]においては，くも膜下出血と診断されて開頭クリッピング術とコイル塞栓術の双方が適していると判断された2,143例を，開頭クリッピング術群1,070例とコイル塞栓術群1,073例とに割り付け，1年後のmRS3〜6の該当者は開頭クリッピング術群326/1,055例(30.9%)，コイル塞栓術群250/1,063例(23.5%)に認められ，予後不良例はコイル塞栓術群が有意に少なかったと報告している。

しかし，治療された動脈瘤に対して1年以内に再治療を必要としたものは開頭クリッピング術群が33例であったのに対し，コイル塞栓術群においては121例と多かった。また，術後30日以降1年以内の再出血は開頭クリッピング術群に3例，コイル塞栓術群に8例認めており，うち開頭クリッピング術群で1例，コイル塞栓術群6例においては再出血後30日以内に死亡したと報告している。

2) CARAT study等の報告

CARAT study[3)]では破裂脳動脈瘤治療後の再破裂をコイル塞栓術群299例，開頭クリッピング術群711例について比較している。開頭クリッピング術群においては最長9.6年(平均4.4年)，コイル塞栓術群においては最長8.9年(平均3.7年)経過観察した。

治療1年以内の再破裂はコイル塞栓術群に多い傾向があったものの(年間破裂率2.0% vs. 4.9%)，治療30日後から1年までの年間破裂率は開頭クリッピング術群0.5%，コイル塞栓術群0.6%であり，有意差は認められなかった。また，治療1年以降の再破裂はクリッピング術群において認められなかったのに対し，コイル塞栓術群においては1例認められた。治療1年以降の年間破裂率はそれぞれ0%，0.11%であった。ここからは再破裂はほとんどが治療後30日以内に起こり，それ以後に関してはコイル塞栓術群において再破裂が認められるものの，双方ともに再破裂の可能性は低いことがわかる。

また，治療1年以内に再治療を要したものは開頭クリッピング術群において1.7%，コイル塞栓術群において7.7%認められた（年間再治療率2.6% vs. 13.3%）。治療後1～2年の間の再治療を要したものはそれぞれ0%，4.5%（年間再治療率0% vs. 4.8%），治療2年以降においては0%，3.5%（年間再治療率0% vs. 1.1%）と，コイル塞栓術群においては再治療必要例が多く，開頭クリッピング術に比べより慎重な経過観察が求められる。

さらにその後の報告において，動脈瘤の閉塞率と再出血との関連が解析されている。

全治療のうち760例（75.9%）において動脈瘤の完全閉塞が得られていた。91～99%閉塞が173例（17.3%），70～90%閉塞が51例（5.1%），70%以下の閉塞が17例（1.7%）であった。クリッピング術群においては完全閉塞が得られたものは646例（92%），コイル塞栓術群においては114例（39%）であり，完全閉塞はクリッピング術群において有意に多かった。閉塞率ごとの破裂率は1.1%，2.9%，5.9%，17.6%であり，塞栓率が低くなるとやはり再破裂が多くなることがわかった。単変量解析において，再破裂リスクは開頭クリッピング術群に比べ，コイル塞栓術群において高かったが，破裂率を塞栓率や他の交絡因子で調整して比較すると，二群間に差は認められなかった[4)]。

3) Davidらの報告

Davidらの報告[5)]によると，167動脈瘤を開頭クリッピング術後の平均4.4±1.6年，脳血管撮影にて経過観察したところ，残存neckがなくクリッピングできた135例（91.8%）に関しては動脈瘤の術後の年間再増大率は0.52%であり，経過観察中にくも膜下出血の再発をきたしたものはなかったと報告している。残存neckがあった12例（8.2%）のうち，dog-ear状にneckが残存した8例に関しては年間再増大率1.9%で，うち1例が出血した。またbroad-base型にneckが余ったもの4例に関しては，うち3例（75%）において再増大が認められ，年間再増大率を19%と報告している。

脳動脈瘤neck clippingが可能であったもの関しては再増大そして再破裂する確率は非常に低いものと考えることができるが，neckが残存しているものに関しては再増大そして再出血の危険性が完全には否定できず，血圧管理を含めた管理および慎重な画像での経過観察が必要と考える。

4) これらの報告からわかること

これらの報告からは，動脈瘤に対して治療がなされたものに関しては，**開頭クリッピング術群およびコイル塞栓術群，双方ともに再破裂の可能性は十分抑えられる**ものと考えられえる。しかし長期的にはコイル塞栓術群において再治療を必要とする例がやや多く，また再出血を認めるものも存在するため，より慎重な経過観察が必要であると考えられた。開頭クリッピング術，コイル塞栓術どちらにおいても**動脈瘤の閉塞率が再発には重要な因子となっており，部分閉塞に終わったものに関してはより慎重な経過観察が必要**となる。

2 破裂脳動脈瘤に合併した未破裂脳動脈瘤の治療および *de novo* aneurysm

脳動脈瘤が多発する頻度は一般的には2割程度と認識されており，破裂急性期において脳動脈瘤が複数診断された場合には破裂病変を確実に診断・閉塞を行う必要がある。他部位の病変が確実に出血源であった場合には，合併した未破裂脳動脈瘤の治療は急ぐ必要はないが，Ishibashiらは，くも膜下出血に合併した未破裂脳動脈瘤の年間破裂率は8.0％であり，くも膜下出血に合併しない未破裂脳動脈瘤の年間破裂率1.1％と比べ有意に高かったと報告している[6]。

一方でUCAS Japanにおいては，破裂脳動脈瘤に合併する未破裂脳動脈瘤においてその傾向は明らかではなかった[7]。しかし，未破裂脳動脈瘤診断後には喫煙や高血圧などは治療されていたりする可能性などもある。**破裂脳動脈瘤に合併した未破裂脳動脈瘤に関しては自然歴や破裂リスクを考慮して治療方針を検討すべきであるが，いずれにしても喫煙や大量飲酒，高血圧などの今まで報告されている破裂の危険因子に関しては積極的に是正するべきである。**

また，動脈瘤の存在が否定されている患者に，新たに血管撮影上に確認された動脈瘤を*de novo* aneurysmと言う。破裂脳動脈瘤に対するクリッピング術後患者におけるくも膜下出血の再発は，クリッピングした動脈瘤の再増大からの出血より*de novo* aneurysmによるほうが多いという報告もある。この脳動脈瘤の新生に関しては0.9～1.1％程度の頻度で報告されており[8]，MRAなど画像による経過観察と喫煙，高血圧などの危険因子のコントロールが必要である。

3 水頭症

くも膜下出血慢性期には，10～37％の頻度で水頭症が報告されている[9)10)]。急性期に起こる水頭症の多くは血腫による髄液の通過障害に起因する非交通性かつ高圧性水頭症であるのに対し，慢性期に起こる水頭症は多くの場合はくも膜下腔における髄液の吸収障害による交通性で正常圧の水頭症であり，くも膜下出血発症数週間後に発症することが多い。

典型的には水頭症は認知症，失禁，歩行障害などが主要な症状として出現するとされているが，くも膜下出血後の場合には意識障害や見当識障害を前景とすることも多く，歩行障害などに気づかれない場合も多い。

1）診断

診断としては頭部CT，MRIにおいて脳室の拡大が確認できる。ほとんどの場合は交通性水頭症であることから，側脳室前角や側脳室下角の開大だけでなく，第三脳室や第四脳室の拡大が認められる（図1）。また側脳室前角，後角周囲にCTにおいては低吸収域（periventricular lucency；PVL），MRIにおいてはT2，FLAIRにおける高信号域（periventricular hyperintensity；PVH）がみられる。慢性期に反応の低下，自発性の低下や見当識障害などが認められた場合には頭部CTなどの画像での評価を検討すべきである。

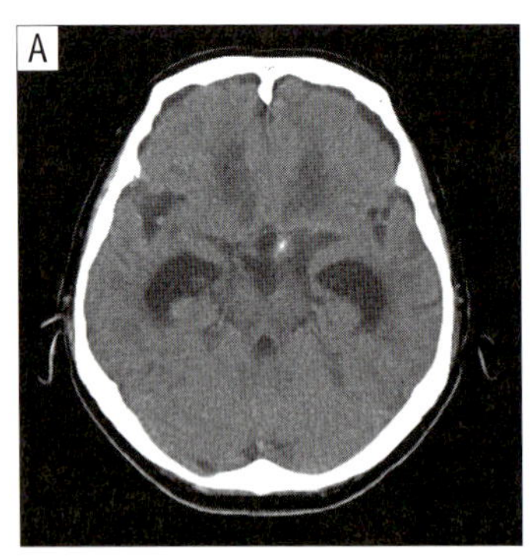

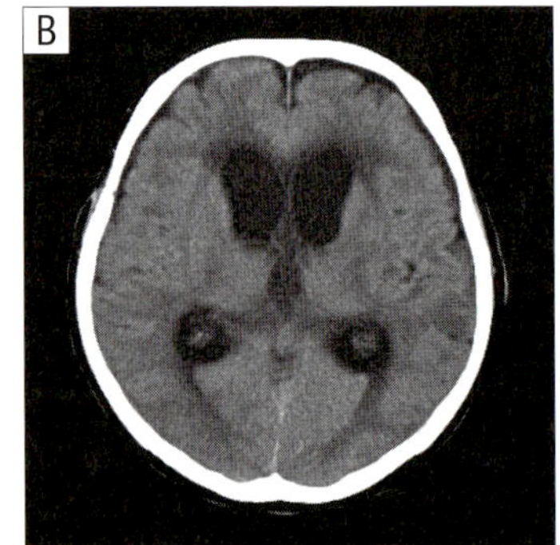

図1　くも膜下出血後水頭症をきたした患者の頭部CT画像

側脳室前角および下角の開大だけでなく，第三脳室もやや拡大傾向。前角周囲にはperiventricular lucency（PVL）が確認できる。

2）治療（手術適応）

これらの臨床症状の推移と画像所見から水頭症に対する手術適応を決定することとなるが，治療としては脳室腹腔短絡術（VPシャント術），腰椎腹腔短絡術（LPシャント術），脳室心房短絡術（VAシャント術）などが行われる。前述のように，ほとんどの場合は交通性水頭症であるため，一般的には脳室と脳槽との交通をつける手術である第三脳室底開窓術の適応にはならない。

シャント手術を必要とするような水頭症に関してはHunt and Hess分類高値（$p < 0.001$），CT画像解析によるFisher分類高値（$p = 0.003$），脳室内出血の存在（$p < 0.001$），繰り返すくも膜下出血（$p = 0.003$），前交通動脈瘤破裂（$p < 0.001$）などが関連しているという報告もある[11)]。また，コイル塞栓術群においてシャントを必要とする水頭症の発症率が少なかったとの報告もあるが[11)]，一方で二群間において発症率に差がなかったという報告も存在する[12)]。Dehdashtiらは開頭クリッピング術群で14%，血管内治療群で19%にシャント依存性の水頭症を認めたが，有意差は認められなかったと報告している[13)]。

4 てんかん発作

脳卒中後，2週間以内に生じた発作を早期発作（early seizure），2週間以降に生じた発作を後期発作（late seizure） と呼ぶ。Raperらのsystematic reviewによると[14)]，くも膜下出血後にearly seizureを引き起こす確率は2.3%，late seizureに関しては5.5%であり，late seizureまでの平均期間は発症後7.45カ月であったと報告している。

開頭クリッピング術とコイル塞栓術の術後においてlate seizureを引き起こす確率に関しては，コイル塞栓術のほうが有意に少ないという報告もあるが[15)]，同等であるという報告[16)]も見受けられる。中大脳動脈瘤破裂，Hunt & Hess grade Ⅲや発作時の1時間以上の意識消失，硬膜下血腫の合併や脳梗塞の合併，術後の神経症状の継続などが関連するとされており[14)17)18)]，これらの要因を持つ場合には注意が必要と考えられる。

『脳卒中治療ガイドライン2015』[19)]においては脳卒中発症2週間以降に発作をきたした症例においては症候性てんかんに移行する可能性があり継続的な抗てんかん薬の治療を考慮してもよい（グレードC1）とされている。しかし抗てんかん薬の予防的投与に対しては，現時点においてその有用性を証明する報告は認められていない。

5 血圧管理

くも膜下出血慢性期の降圧治療の目標に関するエビデンスはない。『高血圧治療ガイドライン2014』においては，**脳出血に準じて140/90mmHg未満でのコントロールが推奨されている**[20]。

その他の原因によるくも膜下出血

動脈瘤破裂以外の原因によるくも膜下出血の代表的なものとして，高血圧性脳出血に伴うもの，もやもや病，脳動静脈奇形などの血管異常に伴うもの，出血源不明のくも膜下出血（perimesencephalic nonaneurysmal SAHなど），そして外傷性くも膜下出血などが挙げられる。急性期に最も大切な点は，致死的な再出血を起こす恐れの高い破裂脳動脈瘤の見落としを常に念頭に置いておくことである。

症例にもよるがこれらの場合は，脳動脈瘤破裂によるくも膜下出血に比べくも膜下腔に排出された血腫量は少なく，脳実質や硬膜下などに出血の主座がある場合が多い。いずれにしても急性期においては頭蓋内圧のコントロールと出血源に対する治療が中心となり，出血源に応じて再出血を予防するための処置が急性期あるいは亜急性期に行われる。くも膜下腔の出血が少ないため，血管攣縮や水頭症の発症の可能性は少ないと考えられるが，脳動脈瘤破裂の場合と同様に考慮しておかなければならない病態である。また同様に，出血源に対する経過観察が必要と考えられる。

発見しにくいくも膜下出血の例

くも膜下出血においては脳血管撮影を行っても脳動脈瘤などの血管異常を発見できない場合がある（angiographically occult SAH）。その場合には脳血管撮影や3D-computed tomography angiography（3D-CTA），MRIなどを繰り返し行うことで，出血源（特に前交通動脈瘤や内頸動脈もしくは椎骨-脳底動脈の解離など）が判明する場合もあるが，中にはそれでも出血源が明らかにならない場合もある。

この中には中脳周囲にくも膜下出血が限局しており，いわゆるperimesencephalic nonaneurysmal SAH（中脳周囲非動脈瘤性くも膜下出血）と言わ

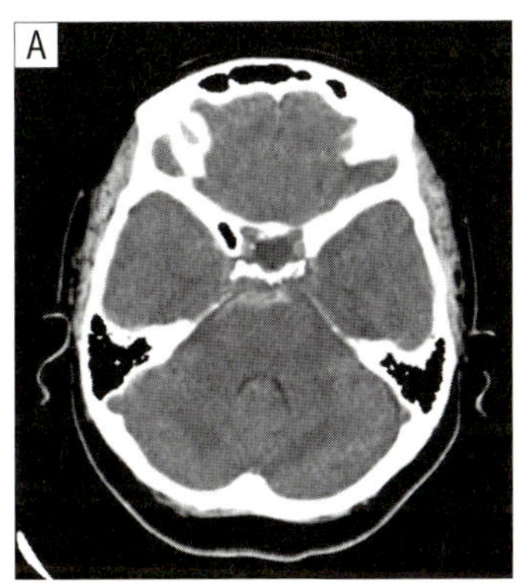

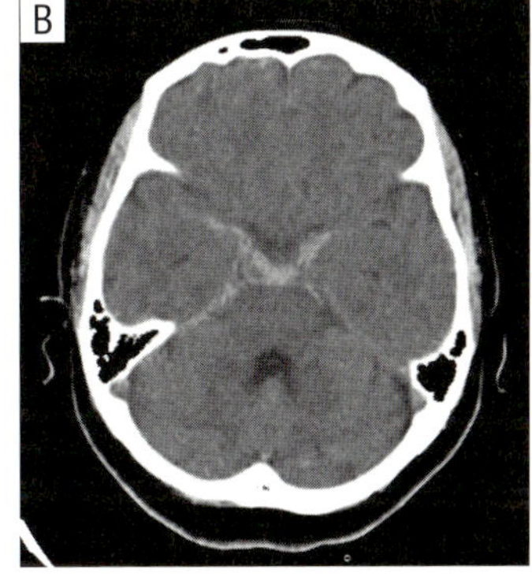

図2　perimesencephalic SAH患者の頭部CT画像

63歳女性。突然の後頸部痛が出現。頭部CTにて脳幹前面にくも膜下出血を認め，脳血管撮影，3D-CTA，MRIを繰り返し行ったが，出血源は明らかでなかった。脳幹前面を中心にくも膜下出血を認め，内側シルビウス裂には少量出血が認められるが，外側までは至っていない。神経症状を残さずに退院。以後外来にて7年経過観察しているが，再出血は認めていない。

れるものと，くも膜下出血が中脳周囲に限局せずにびまん性に認められるnon perimesencephalic SAHが存在する。

perimesencephalic SAHは橋前槽や脚間槽などのくも膜下腔に出血が限局し（図2），脳幹前面の静脈奇形などからの静脈性出血と考えられている。再出血や血管攣縮は動脈瘤破裂に伴うくも膜下出血と比べ有意に低く，予後良好なものと考えられている[21)]。一方，non perimesencephalic SAHに関してはperimesencephalic SAHに比べ再出血により致命的となることもあり，血管攣縮を引き起こす頻度も高い。慢性期に水頭症を引き起こす頻度も高いと報告されている[22)]。

3D-digital subtraction angiography（3D-DSA）や3D-CTAなどの発達によって，angiographically occult SAHの頻度は少なくなっていると考えられるが，脳動脈瘤や血管解離などを含めた出血源が見つかっていないだけで，見落としている可能性を常に考えておかなければならない。そのため慢性期にもMRI，MRAなどを用いて出血源の評価を考慮したほうがよいと考えられる。

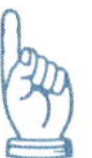

オススメの治療

①くも膜下出血後の慢性期の血圧管理
脳出血に準じた血圧のコントロールを行う。

②くも膜下出血後の経過観察
【杏林大学医学部付属病院での実施例】(一般的には手術を行った施設で経過観察されている)
- ▶開頭クリッピング術後はMRI，MRAにて水頭症の評価を行い，半年～1年後に3D-CTAもしくはMRIを撮影して動脈瘤の再発や*de novo* aneurysmの評価を行っている。
- ▶コイル塞栓術後はMRIおよび頭部単純X-rayを術後1年までは3～6カ月ごとに撮影し，瘤内への血流の再流入，コイルの形状変化および脳室の拡大の有無を評価し，必要に応じて脳血管撮影を行っている。

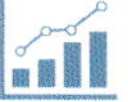

まとめ

- ➡破裂脳動脈瘤に対して開頭クリッピング術，またはコイル塞栓術がなされた場合には，再破裂の危険性は十分抑えられる。しかしコイル塞栓術がなされた場合には，開頭クリッピング術が行われた場合と比べ，少ないながら再治療を要する例や，再出血の可能性が存在し，より慎重な経過観察が必要である。
- ➡破裂脳動脈瘤の再破裂は動脈瘤の閉塞率に依存する。治療1年以内の再破裂はコイル塞栓術群に多い傾向があったものの，ほとんどが治療後30日以内に起こり，それ以降に関しては双方ともに再破裂率は低くなる。
- ➡破裂脳動脈瘤に合併した未破裂脳動脈瘤がある場合には自然歴や破裂リスクを考慮して治療方針を検討すべきであるが，破裂の危険因子に関しては積極的に是正するべきである。
- ➡他部位に*de novo* aneurysm形成される場合もあり，画像での経過観察が必要と考えられる。
- ➡脳動脈瘤破裂によるくも膜下出血においては慢性期に水頭症を併発することがあり，CTやMRIなど画像での経過観察が必要である。
- ➡発症2週間以降に痙攣発作をきたした場合には，症候性てんかんに移行する可能性があり，抗てんかん薬の継続処方を検討してもよい。
- ➡くも膜下出血後の血圧管理に関しては脳出血に準じてのコントロールが推奨される。
- ➡出血源不明のくも膜下出血においても頻度は低いものの，水頭症などの可能性がある。また出血源が見つかっていないだけという可能性を常に考えておかなければならない。

文献

1) International Subarachnoid Aneurysm Trial (ISAT) Collaborative Group：Lancet. 2002；360(9342)：1267-74.
2) International Subarachnoid Aneurysm Trial (ISAT) Collaborative Group：Lancet. 2005；366(9488)：809-17.
3) CARAT Investigators：Stroke. 2006；37(6)：1437-42.
4) CARAT Investigators：Stroke. 2008；39(1)：120-5.
5) David CA, et al：J Neurosurg. 1999；91(3)：396-401.
6) Ishibashi T, et al：Stroke. 2009；40(1)：313-6.
7) UCAS Japan Investigators：N Engl J Med. 2012；366(26)：2474-82.
8) Tonn J, et al：Neuroradiology. 1999；41(9)：674-9.
9) Sheehan JP, et al：Neurosurgery. 1999；45(5)：1120-7.
10) Pietilä TA, et al：Acta Neurochir. 1995；137(1-2)：70-3.
11) Gruber A, et al：Neurosurgery. 1999；44(3)：503-9.
12) Sethi H, et al：J Neurosurg. 2000；92(6)：991-4.
13) Dehdashti AR, et al：J Neurosurg. 2004；101(3)：402-7.
14) Raper DM, et al：World Neurosurg. 2013；79(5-6)：682-90.
15) Hart Y, et al：J Neurosurg. 2011；115(6)：1159-68.
16) Hoh BL, et al：Neurosurgery. 2011；69(3)：644-50.
17) Lin CL, et al：J Neurosurg. 2003；99(6)：978-85.
18) Claassen J, et al：Neurology. 2003；60(2)：208-14.
19) 日本脳卒中学会 脳卒中ガイドライン委員会(編)：脳卒中ガイドライン2015〔追補2017対応〕. 協和企画, 2017.
20) 日本高血圧学会高血圧治療ガイドライン作成委員会(編)：高血圧治療ガイドライン2014. ライフサイエンス社, p58, 2014.
21) Kawamura S, et al：Acta Neurochir. 1990；106(3-4)：110-4.
22) Kim SE, et al：World Neurosurg. 2018；119：e216-e227.

堀川弘吏，塩川芳昭

5 その他の脳血管障害

頭蓋内・外動脈解離

1 疾患概念・原因・臨床症状・診断

動脈解離は若年者脳卒中の主要な原因のひとつであり，わが国の登録調査であるSCADS-Japan（spontaneous cervicocephalic arterial dissections study Japan）の後ろ向き調査454例の解析では，発症年齢は中央値54歳（13～88歳）で50歳以下が39.4％であった[1]。解離部位としては頭蓋内椎骨動脈が63％と最も多く，ついで前大脳動脈7％と報告されている（図1）[1]。このように，**わが国では頭蓋内椎骨動脈（後下小脳動脈分岐部付近）が圧倒的に多く**，欧米では頭蓋外の内頸動脈（頸部の内頸動脈起始部付近）が多いのとは対照的である。MRAが撮影できるようになって診断が容易となり，頭蓋内の前大脳動脈でも動脈解離が多いことが報告されている。

動脈解離の原因としては，線維筋形成不全（fibromuscular dysplasia）やMarfan症候群などもあるが，大部分は明らかでない場合が多い。**誘因として，軽い頸部回旋を伴うような運動後**が多く報告され，カイロプラクティックとの疫学的な関連が示唆されている。

典型的な症状は，動脈解離に伴い，**頭痛が神経症状発症に先行あるいは同時に伴うことが多い**ことである。突然の激しい頭痛や頸部痛は動脈解離の50～80％にみられる特徴的な症状である。動脈解離の症状としては，解離の程度に

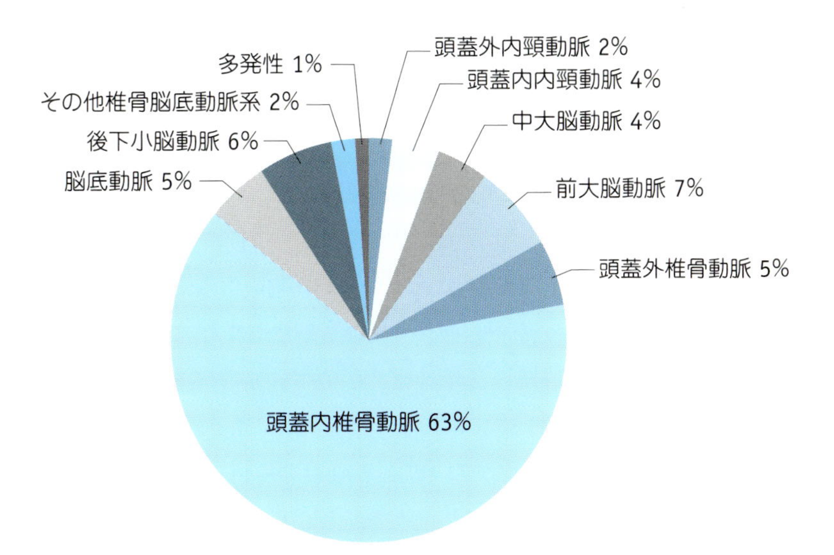

図1 SCADS-Japanによる脳動脈解離の解離部位

＊各数値は四捨五入で算出

（文献1をもとに作成）

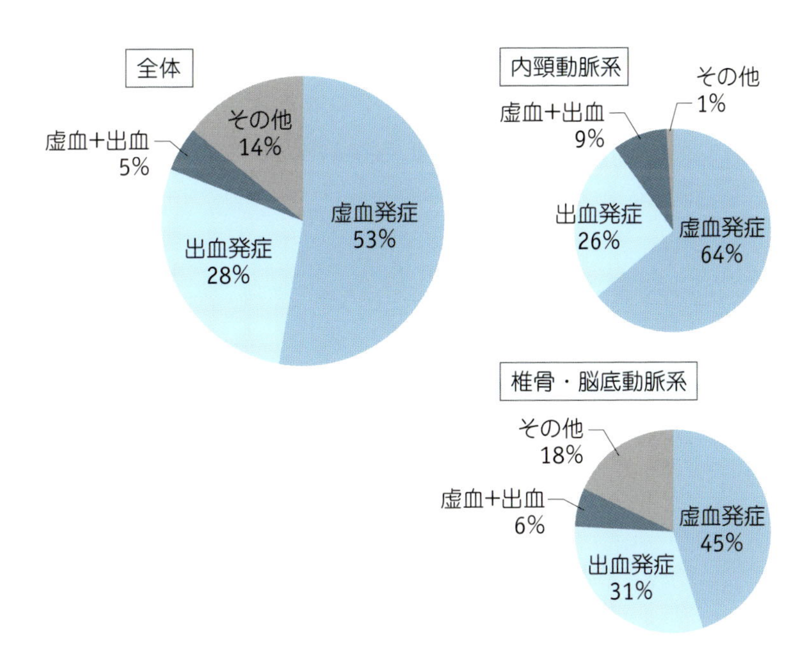

図2 SCADS-Japanによる脳動脈解離の脳卒中発症様式割合

（文献1より引用）

よって，**①頭痛のみで神経症状を伴わない，②虚血症状として一過脳虚血発作（TIA）および脳梗塞，③くも膜下出血を呈する**。SCADS-Japanの報告では，虚血発症例が53%，出血発症例が28%，両者発症例が5%であった。わが国では頭蓋内椎骨動脈解離が多いことから，椎骨脳底動脈系の解離では出血発症例が31%と多く報告されている（図2）[1]。

頭蓋内の動脈解離の場合には虚血発症でもその後に動脈瘤が形成され，それが破裂してくも膜下出血となるリスクがある点が治療上で問題となる。**椎骨動脈解離の虚血発症例では延髄外側症候群（Wallenberg症候群）を呈する場合が多く**，若年者の延髄外側症候群の場合には解離を疑って診断治療を進める必要がある。

それ以外の神経症状としては，内頸動脈解離では血管壁の交感神経線維障害に伴うHorner症候群を伴う場合もあり，また，動脈瘤形成による血管拡張で迷走神経・副神経・舌咽神経・舌下神経の麻痺を呈する場合もある。『脳卒中データバンク2015』によれば，動脈解離による脳卒中は99,327例中の0.7%であり，虚血性発症が71.9%，出血性発症が28.1%で男性に多く，発症年齢は虚血性発症例のほうが出血性発症例よりもやや若年に発症数のピークがあることが示されている（図3）[2]。

動脈解離の診断はMRで無侵襲に行うことができる。解離によるintimal flap（剥離内膜），壁在血栓，血管の狭窄と拡張（pearl and string sign），動脈瘤形成等の所見によって診断する。血管の外形を描出することのできるBPAS（basi-parallel anatomical scanning）が血管外径評価と瘤形成診断に有用である。解離部位の精密な所見と血流動態を把握するためには血管造影検査が必要となる。

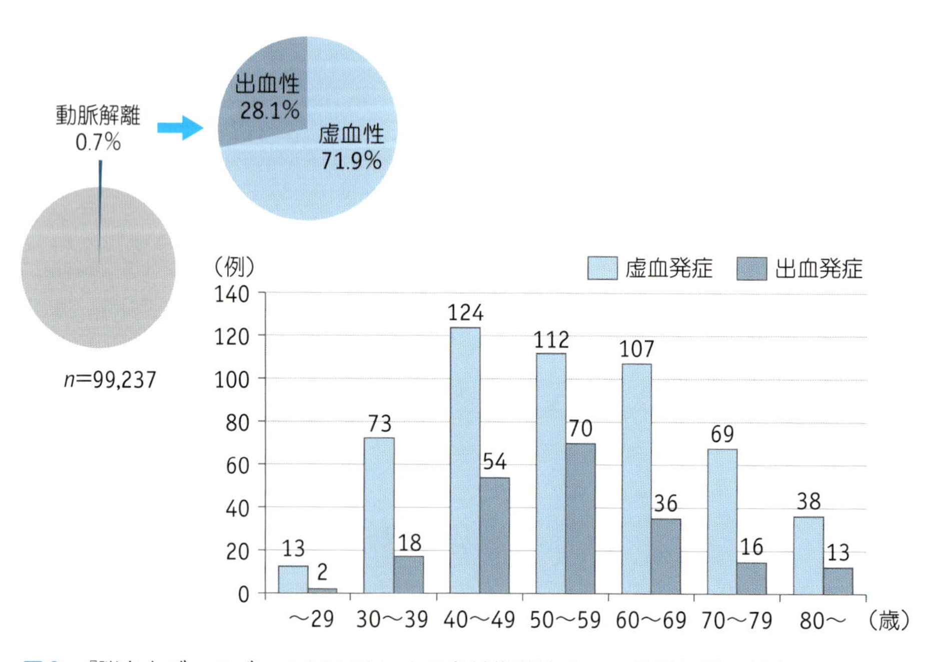

図3　『脳卒中データバンク2015』による急性期脳卒中での動脈解離の割合

（文献2をもとに作成）

2 急性期から慢性期の管理と治療

1）くも膜下出血発症例

くも膜下出血発症例では再破裂の危険性がきわめて高いことから，再破裂予防のため速やかに血管内および脳外科的な治療手術が必要である。

2）虚血発症例

虚血発症例では，発症直後は動脈瘤形成や解離進展に伴い症状が動揺したり，脳梗塞からくも膜下出血に移行する場合があり，**入院の上，血圧の厳格な管理**および繰り返し画像検査による経過観察，必要により血管内治療を行う必要がある。遅発性に脳梗塞からくも膜下出血に至った報告例もあるが，多くは発症から1～2週間で解離部位は安定化する。

退院後の慢性期管理として最も重要なのは血圧管理であり，ガイドラインの脳卒中既往例で推奨されている140/90mmHgよりもさらに低い130/80mmHg未満を目標に降圧薬による治療を行う。動脈解離は若年者に多いが，動脈硬化の危険因子である高血圧以外の脂質異常・糖尿病管理，禁煙指導も必要である。

虚血発症例での抗血栓療法については，**急性期には抗凝固療法または抗血小板療法を行うことも多い**。Cochraneによるメタアナリシスの解析[3]やCervical Artery Dissection In Stroke Study (CADISS)[4]では，抗血小板薬と抗凝固薬による治療比較では，有効性と安全性については両者の優劣は明らかではない。ただし，急性期には瘤形成している場合には破裂の危険性を考慮して，いずれの抗血栓療法も行わないことがガイドラインでは推奨されている[5]。

慢性期の抗血栓療法についてSCADS-Japanの検討結果から推奨される治療法としては，頭蓋外動脈解離については抗凝固療法を開始し，3カ月後の時点で血管狭窄が解消していれば抗血栓療法を中止，血管狭窄・閉塞が残存していれば，抗凝固療法を継続するか抗血小板療法に変更，さらに6カ月後に再検して抗血小板療法の継続か中止を推奨している（図4）[1]。解離部位は時間経過とともに変化する場合が多く，画像検査で解離部位の狭窄の程度により抗血栓療法の継続，中止を判断していく必要があるため，専門医に相談する。

頭蓋内動脈解離については，抗血栓療法は頭蓋外動脈解離とほぼ同様と考えられるが，瘤形成して破裂するとくも膜下出血となり重篤な転帰となる可能性があることから，専門医と相談し，緊密な連携のもと治療していく。

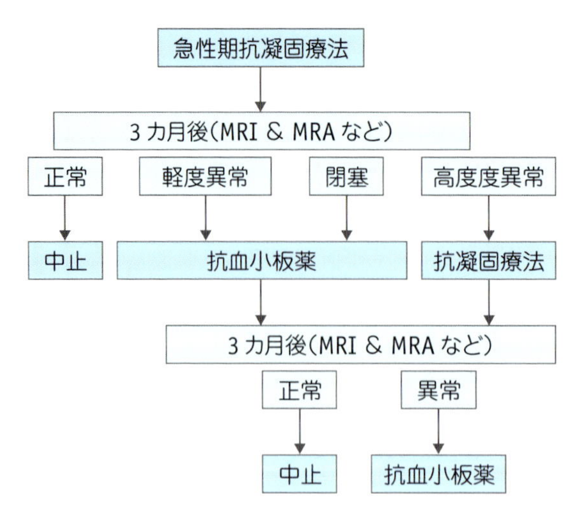

図4　SCADS-Japanによる頭蓋外動脈解離における抗血栓療法アルゴリズム　（文献1より引用）

動脈解離での脳梗塞再発は，頸動脈解離を中心としたCADISSの報告では2%程度とされ，比較的低率である[4)]。

もやもや病（Willis動脈輪閉塞症）

1　疾患概念・原因・臨床症状[6)]

原因不明の両側内頸動脈終末部に慢性進行性の狭窄・閉塞を生じ，側副血行路が脳底部に異常血管網（脳底部もやもや血管）を生じる病態である。2003年の全国疫学調査での患者数は約7,700人と推定され，有病率は人口10万人あたり6.03であった。男女比は1：1.8～2.0と女性に多く，10.0～12.1%に家族歴が報告されている。

世界的には**圧倒的にアジア人に多い**ことが知られており，何らかの遺伝学的要因が示唆され，感受性要因の遺伝子が報告されているが，いまだに原因は不明である。

初回発作は，TIA 43%，脳梗塞17%，脳出血19%，頭痛6%，てんかん3%とされ（図5），最近では画像検査によって発見される無症候性症例も多いことが指摘されている。初回発作の発症年齢は，TIA/脳梗塞は10歳未満の小児

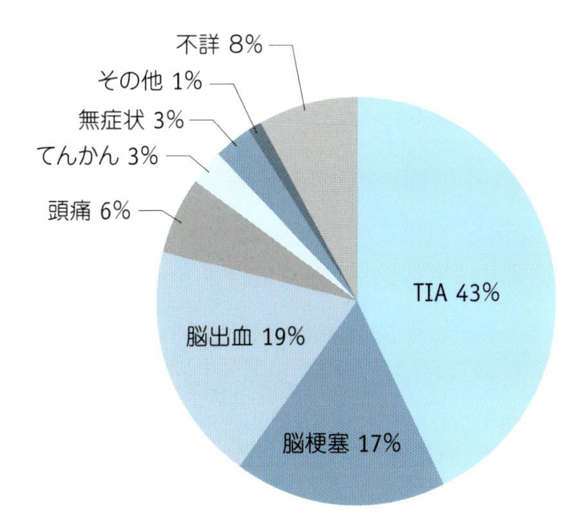

図5 もやもや病の初回発作の割合

（文献6をもとに作成）

が圧倒的に多く，成人期（30～40歳代）にもう1つの低いピークがあり，二峰性を呈する。出血発症の場合には20歳代後半に一峰性のピークが認められる。

2 診断[6)]

診断としては，画像検査によって診断され，以下の基準が提唱されている。

1) 脳血管撮影による診断

①**頭蓋内内頸動脈終末部**を中心とした領域に狭窄または閉塞がみられる。

②その付近に**異常血管網（もやもや血管）が動脈相**においてみられる。

2) 磁気共鳴画像による診断

MRIとMRAの所見が以下のすべての項目を満たす場合には，脳血管撮影は省いてもよい。

①MRAで頭蓋内内頸動脈終末部を中心とした領域に狭窄または閉塞がみられる。

②MRAで大脳基底核部に異常血管網がみられる。

③①と②の所見を両側性に認める。

3 治療[6)]

①虚血発症例および出血発症例においても外科的な治療が考慮されるべきである。出血の原因は，拡張した側副血行路血管の血行力学的負荷による破綻や側副血行路に形成される末梢性動脈瘤破裂などが推測されている。**直接血行再建術によって非手術群よりも再出血が少ない**ことがわが国で行われたJAM（Japan Adult Moyamoya）Trialで示されており[7)]，特に後方出血例で手術による再出血予防効果が高いことが報告されている。

②**虚血発症例に対して，内科的治療を行う場合には抗血小板薬が用いられる場合が多い**が，長期間の抗血小板薬多剤併用は出血合併症が多く推奨されない。単剤の場合，アスピリンが多く用いられている[8)]。他の抗血小板薬として，シロスタゾールでは血管拡張作用による脳循環改善作用も報告されている[9)]が，クロピドグレルを含めて，抗血小板薬間の優劣は不明である。

③脳卒中危険因子の管理として，高血圧に対する降圧療法，脂質異常・糖尿病管理，禁煙を行う。

④虚血症状は過呼吸によって誘発されることから，小児例では熱い食事，激しい運動，笛などの楽器吹奏，風船などを控えること。幼小児では啼泣を避けること，脱水を避けることも重要である。

⑤無症候性もやもや病では脳卒中危険因子の管理を行うが，臨床経過が不明であり，成人では出血発症例も多いことから，抗血小板薬の使用は考慮しないよう推奨されている。

奇異性脳塞栓症（卵円孔開存を含む）

1 疾患概念・原因・診断

静脈系に生じた栓子が右左シャントを通じて体循環系に流れ込み，脳塞栓症を生じる病態が奇異性脳塞栓症である。静脈系に生じる栓子としては空気や脂肪などもありうるが，血栓が多いことから，塞栓源としては深部静脈血栓症が最も多い。右左シャントとしては，先天性心疾患や肺動静脈瘻などもあるが，生理的に残存する卵円孔開存（patent foramen ovale；PFO）が問題となる。

静脈系血栓と右左シャントの存在が確認され，脳塞栓症発症と同時期に静脈系の肺塞栓症が起こったことが確認されれば確実に診断できるが，右左シャントの存在は認められてもそれ以外の傍証がないことが多く，確実な診断を得ることが難しい場合が多い。そのため，塞栓源不明の脳塞栓症（embolic stroke of undetermined source；ESUS）の主要な原因のひとつと考えられている。

胎生期の重要な血行路を形成している卵円孔は出生後閉塞する場合が多いが，**成人でも超音波検査で15～25%，剖検で15～35%に開存していることが報告**されており[10]，経食道心臓超音波検査や超音波造影，バルサルバ手技をかけるなどによって，PFOは生理的にかなり高率に右左シャントを形成していることが示されている。若年者脳梗塞で原因不明例の中にPFOが多いことが疫学的に示され，PFOと脳梗塞との関連が示されている。

しかし，PFOが脳梗塞のない一般成人でも高率に認められること，脳梗塞例でPFOが認められたとしても静脈血栓が確認されないことが多いことから，PFOが存在することで心房細動や心房粗動などの不整脈が誘発されたり，PFOに伴うアルブミン結合蛋白などの異常[11]，PFOと一緒に認められると脳梗塞との関連が上昇することの知られている心房中隔瘤の関与など，静脈血栓による奇異性塞栓以外の機序も様々に推定されているが，いずれも確証がない。したがって，精査にもかかわらず原因不明の脳梗塞（cryptogenic stroke；潜在性脳梗塞），特に塞栓性脳梗塞でPFOが認められた場合に，PFOによる奇異性塞栓症として治療を行うことになる。

2 治療[12]

①PFOを含めた右左シャントがあって，奇異性脳塞栓症の栓子となりうる**深部静脈血栓症が認められる場合には抗凝固療法が必要**である。ワルファリンあるいは直接経口抗凝固薬（DOAC）を投与する。ワルファリン療法では，international normalized ration（INR）2.0～3.0で管理することが欧米では勧められているが，目標INR 2.0（1.5～2.5）の長期投与による有効性も報告されている[13]。わが国の『肺血栓塞栓症および深部静脈血栓症の診断，治療，予防に関するガイドライン』ではINR 1.5～2.5が推奨されている[14]。
DOACのうち，リバーロキサバン，アピキサバン，エドキサバンは血栓性静脈塞栓症（肺塞栓/深部静脈血栓症）に保険適用がある。脳塞栓症合併例では出血性梗塞や脳出血のリスクも高いことから，薬剤選択・投与量や投与期間について慎重な検討が必要である。抗凝固療法が行えない場合には，フィル

ターなどの機械的な治療についても適応を考える。投与期間については静脈血栓症の原因となった基礎疾患によって検討する。

②深部静脈血栓症が認められないがPFOのある潜因性脳梗塞では，抗血小板薬，抗凝固薬，PFO閉鎖術の治療法が選択される。2017年に60歳以下を対象とした複数の大規模臨床試験で，**PFO閉鎖術＋抗血小板薬治療が抗血小板療法よりも有効性が認められた**ことから，PFO閉鎖術が注目されている[15]。

［PFO閉鎖術＋抗血小板療法］

PFO閉鎖術＋抗血小板療法は，抗凝固療法よりも重篤な出血が少ないが，抗凝固療法のほうが肺塞栓が少ないことが示されている。しかし，両者の優劣に関する証左は不十分であり，PFO閉鎖術によって心房細動が増加する[16]ことも報告されており，その場合には抗凝固療法が必要であることも考える必要がある。また，抗凝固療法としてワルファリンが用いられてきたが，出血合併症の少ない直接抗凝固療法が用いられるようになると，今後，PFO閉鎖術との比較が必要である。

［抗凝固療法が行えない場合］

PFO閉鎖術＋抗血小板療法は，抗血小板療法よりも脳梗塞を有意に減少させ，重篤な出血や死亡は差が認められていないことが複数の臨床試験で報告されている。

［PFO閉鎖術が行えない場合］

抗凝固療法は抗血小板療法と比較して，脳梗塞再発を減少させるが重篤な出血が増えることから，抗血小板療法が優先される。しかし，NAVIGATE-ESUS (New Approach Rivaroxaban Inhibition of Factor Xa in a Global Trial versus ASA to Prevent Embolism in Embolic Stroke of Undetermined Source) 試験において，リバーロキサバンがアスピリンよりも脳梗塞再発が少なかったことが報告[17]されており，抗凝固療法として直接抗凝固療法を用いた場合の治療についてはさらなる検討が必要である。

ただし，年齢が上がるとPFOがあっても様々な脳梗塞の原因が考えられるようになるため，60歳以上のPFOを伴う潜因性脳梗塞でのPFO閉鎖術の有効性については明確ではない。

③肺動静脈瘻による奇異性脳塞栓症ではカテーテル塞栓術を考慮する。慢性期の抗血栓療法の必要性については，静脈血栓の有無によってその治療を継続するかどうかは決定する。

遺伝性脳卒中

原因の特定されている脳卒中をきたす遺伝性疾患として，Fabry病とCADASIL (cerebral autosomal dominant arteriopathy with subcortical infarcts and leukoencephalopathy；皮質下梗塞と白質脳症を伴う常染色体優性脳動脈症) を概説する。

1 Fabry病[18) 19)]

1) 疾患概念・原因・臨床症状・診断・予後

X染色体上にあるαガラクトシダーゼ (α-GAL) A遺伝子異常による活性不足あるいは欠損により，グロボトリアオシルセラミド (globotriaosylceramide；GL-3) が蓄積して様々な症状を引き起こす**ライソゾーム蓄積病**である。

臨床症状は，男性患者では典型的には，小児期の4～5歳頃に四肢の疼痛が出現，成人になるにしたがい軽減傾向となるが，その後，**腎不全，心不全，脳梗塞を呈する**ようになる。腎，心，脳血管のどの症状が主体になるかは，遺伝子変異の重症度や外的環境因子等の要因によると考えられている。40～50歳で心不全により死亡することが多い。劣性遺伝ではあるが，女性でも症状を呈する場合が多い。

診断はα-GAL活性の測定を行うが，確定診断には血液による遺伝子診断を行う。新生児スクリーニングでは，日本人の4,500人に1人程度の頻度であることが報告されている。

Fabry病2,446例のFabry Registryでは，男性の6.9%，女性の4.3%で脳卒中を発症しており，発症年齢の中央値は男性39.0歳，女性45.7歳でであった。男性の70.9%，女性の76.9%は発症以前に腎臓や心臓のイベントがなく，脳卒中がFabry病としての重篤なイベントであった。脳卒中の内訳は脳梗塞86.8%，脳出血13.2%であった。脳梗塞のうち70.4%はラクナ梗塞で，中大脳動脈領域が39.5%であった[20)]。また，18～55歳の脳卒中患者5,023例の0.5%でFabry病が診断されたと報告され，76.0%が脳梗塞，8.0%が脳出血であった[21)]。

Fabry病ではラクナ梗塞が多いが，主幹動脈である脳底動脈の血管径が拡大し，巨大蛇行脳底動脈 (megadolichobasilar artery) が高率であることも報告されている。また，MRIのT1WIで視床枕が高信号を呈するpulvinar signが副次的所見として認められることも報告されている。心病変が心原性脳塞栓の原因となることもある。

2) 治療

α-GALの酵素製剤が開発され，酵素補充療法が行えるようになった。酵素補充療法の腎臓と心臓への治療効果が検討されて報告されているが，脳血管イベントについては検討されていない。補充療法を行うのであれば，できるだけ早期から行うと予防効果が期待される。

脳卒中の一般的な危険因子の管理は重要であるが，脳梗塞発症例での抗血栓療法の有用性と安全性については確立されていない。

2 CADASIL (cerebral autosomal dominant arteriopathy with subcortical infarcts and leukoencephalopathy)[22]

1) 疾患概念・原因・臨床症状・診断・予後

***NOTCH3*遺伝子異常による優性遺伝形式で，大脳白質病変，ラクナ梗塞，血管性認知症となる脳小血管病**である。

10～30歳代に片頭痛発作が認められ，40～50歳で脳梗塞発作を繰り返し，60歳を過ぎる頃には偽性球麻痺や認知症状を呈する。ドイツの411症例の報告では，脳梗塞発症年齢は男性50.7歳，女性52.5歳，死亡は男性64.6歳，女性70.7歳と報告されている[23]。うつ症状などの情動障害を認める場合も多い。

検査ではMRIの**FLAIR画像で両側側頭極，外包，内側前頭極の高信号が認められ，特徴的な白質病変**を呈する。皮膚などの生検の電子顕微鏡像で細小動脈の平滑筋の基底膜層かその周辺にGOM (granular osmiophilic material；オスミウム好性顆粒状物質) が認められる。

「遺伝性脳小血管病の病態機序の解明と治療法の開発班」から提唱されている診断基準は，**表1**の通りである。

2) 治療

脳梗塞発症に喫煙，高血圧合併が影響することから特に厳格な危険因子の管理が求められる。

脳梗塞の再発予防には，抗血小板薬の投与を考慮してもよいが，微小出血や症候性脳出血発症も多いことから注意が必要とされる。カルシウム拮抗薬のロメリジンが期待されている[24]が，有効かどうかは明確ではない。

表1　CADASILの診断基準

①55歳以下の発症（大脳白質病変もしくは②の臨床症候） ②下記のうち，2つ以上の臨床症候 　a. 皮質下性認知症，錐体路障害，偽性球麻痺の1つ以上 　b. 神経症候を伴う脳卒中様発作 　c. うつ症状 　d. 片頭痛 ③常染色体優性遺伝形式 ④MRIあるいはCTで，側頭極を含む大脳白質病変 ⑤白質ジストロフィーを除外できる（ALD, MLDなど）
[Definite] ④（側頭極病変の有無は問わない），⑤を満たし，*NOTCH3*遺伝子の変異，または皮膚などの組織に電子顕微鏡でGOMを認める。 [Probable] 上記の5項目をすべて満たすが，*NOTCH3*遺伝子の変異の解析，または電子顕微鏡でGOMの検索が行なわれていない。 [Possible] ④（側頭極病変の有無は問わない）を満たし，①もしくは②の臨床症状の最低1つを満たし，③が否定できないもの（両親の病歴が不明など）。

ALD；副腎白質ジストロフィー，MLD；異染性白質ジストロフィー　　（文献22をもとに作成）

文献

1) 国立循環器病センター内科脳血管部門（編）：脳血管解離診療の手引き（主任研究者：峰松一夫）．循環器病研究委託費18 公-5（脳血管解離の病態と治療法の開発），2009.
2) 小林祥泰（編），野田公一，他（著）：動脈解離による脳梗塞，くも膜下出血の病態・治療・予後：脳卒中データバンク2015．中山書店，p46-7，2015.
3) Lyrer P, et al：Cochrane Database Syst Rev. 2010；(10)：CD000255.
4) CADISS trial investigators：Lancet Neurol. 2015；14(4)：361-7.
5) 日本脳卒中学会 脳卒中ガイドライン委員会（編）：脳卒中治療ガイドライン2015〔追補2017対応〕．協和企画，2017.

6) 厚生労働科学研究費補助金 難治性疾患克服事業 ウイリス動脈輪閉塞症における病態・治療に関する研究班：もやもや病（ウイリス動脈輪閉塞症）診断・治療ガイドライン（改訂版）．脳卒中の外．2018；46(1)：1-24.
7) JAM Trial Investigators：Stroke. 2014；45(5)：1415-21.
8) Research Committee on Spontaneous Occlusion of Circle of Willis (Moyamoya disease)：J Stroke Cerebrovasc Dis. 2018：S1052-3057(18)30484-1.
9) Chiba T, et al：J Stroke Cerebrovasc Dis. 2018；27：3373-9.
10) Sun YP, et al：Circ J. 2016；80(8)：1665-73.
11) Lopez MF, et al：Clin Proteomics. 2015；12(1)：2.
12) Kuijpers T, et al：BMJ. 2018；362：k2515.
13) PREVENT Investigators：N Engl J Med. 2003；348(15)：1425-34.
14) 日本循環器学会，他：肺血栓塞栓症および深部静脈血栓症の診断，治療，予防に関するガイドライン（2017年改訂版）．2018.
〔http://www.j-circ.or.jp/guideline/pdf/JCS2017_ito_h.pdf〕

15) Garg L, et al：J Stroke Cerebrovasc Dis. 2018；27(9)：2484-93.
16) Mir H, et al：BMJ Open. 2018；8(7)：e023761.
17) NAVIGATE ESUS Investigators：Lancet Neurol. 2018；S1474-S4422(18)：30319-3.
18) 衛藤義勝：Fabry病の臨床：最近の治療. 日内会誌. 2009；98(4)：875-82.
19) Kolodny E, et al：Stroke. 2015；46(1)：302-13.
20) Sims K, et al：Stroke. 2009；40(3)：788-94.
21) Stroke in Young Fabry Patients (sifap) Investigators：Stroke. 2013；44(2)：340-9.
22) 水野敏樹：CADASILの診断，病態，治療の進歩—本邦におけるCADASIL診断基準の作成—. 臨神経. 2012；52(5)：303-13.
23) Opherk C, et al：Brain. 2004；127(Pt 11)：2533-9.
24) Mizuno T, et al：Clin Neuropharmacol. 2009；32(2)：113-6.

星野晴彦

1 認知症を合併した脳卒中

1 血管性認知症の概念

脳血管障害が原因となる認知症は血管性認知症と呼ばれ，代表的な診断基準として米国国立神経疾患・脳卒中研究所（National Institute of Neurological Disorders and Stroke；NINDS）とAssociation Internationale pour la Recherché et l'Enseignement en Neurosciences（AIREN）による国際ワークショップで作成された診断基準（NINDS-AIREN）が挙げられる（表1）。しかしNINDS-AIREN以外にも，世界保健機関の国際疾病分類第10版（ICD-10）や米国精神医学会による精神疾患診断・統計マニュアル改訂第5版（DSM-5）などの診断基準もあり，各診断基準間での一致率は必ずしも高くない。また，NINDS-AIRENでは脳血管障害発症から認知症出現までの期間が3カ月以内と規定されているが，無症候性に脳血管障害を発症する症例も少なくないことを鑑みると，必ずしも適切とは言い難い[1]。

米国心臓協会/米国脳卒中協会（American Heart Association/American Stroke Association；AHA/ASA）は，2011年に血管性認知障害（vascular cognitive impairment；VCI）という概念を提唱している（表2）。これは血管性認知症の前駆段階を「血管性軽度認知障害（VaMCI）」として血管性認知症と包含した疾患概念であり，血管系危険因子への介入による治療の可能性を強調したものである[1]。

高齢者の認知症の最大の原因はAlzheimer型認知症であり，かつてはAlzheimer型認知症と血管性認知症を独立した疾患概念ととらえるきらいが

表1　NINDS-AIREN診断基準

A. 認知症がある B. 脳血管障害がある C. A，Bに関連がみられる。下記a）ないしb）の両者，またはいずれかを満足する a）明らかな脳血管障害後3カ月以内に認知症が起こる b）認知機能が急激に低下するか，認知機能障害が動揺性ないし段階的に進行する

（文献1をもとに作成）

表2　血管性認知障害（vascular cognitive impairment；VCI）の診断基準

1. VCIの用語は血管性認知症（VaD）から血管障害に起因する軽度認知障害（MCI）などすべての認知機能障害を含む。 2. 以下の基準は，薬物やアルコールの乱用，または依存と診断される患者には適応されない。患者は過去3カ月間，上記のいずれの影響にも曝されていないことが必要である。 3. 以下の基準はせん妄の患者には適応されない。
probable VaD 1. 認知障害と脳血管障害の画像所見が認められ， a. 血管障害と認知障害の発症の間に明確な時間的関連が存在すること，または b. 認知障害と程度やタイプと，びまん性または皮質下性の脳血管病理の間に明確な関連性が認められること。 2. 脳卒中発作の前後で，非血管性の神経変性疾患を示唆する緩徐進行性の認知障害の病歴が存在しない。
血管性軽度認知障害（VaMCI） 1. VaMCIはMCIの4亜型，すなわち健忘型（amnestic type），他の認知領域障害を伴う健忘型，非健忘型の単一認知領域の障害，非健忘型の多認知領域の障害，を含む。 2. VaMCIの分類は認知機能検査に基づいて行うこととし，少なくとも4つの認知領域（遂行機能/注意，記憶，言語，視空間認知）を評価する。分類は以前の水準からの低下で認知機能の低下を判断し，少なくとも1つの認知領域が障害されているものとする。 3. 運動，知覚障害の程度にかかわらず，手段的日常生活動作（IADL）は正常あるいは軽度の障害がありうる。

（文献1をもとに作成）

あったが，実際には両者は併存することが多い。狭義の混合型認知症は脳血管障害とAlzheimer病理が併存し，各々が単独でも認知症を発症しうる程度のものを指すが，広義では両疾患が単純に併存するもの（脳血管障害を有するAlzheimer病）も含まれる。特に初期のAlzheimer型認知症において，脳血管障害が認知機能障害の促進因子として作用することも示されている[1]。

2 血管性認知症の分類

NINDS-AIRENにおいては，血管性認知症の複数の臨床亜型が示されている（表3）。

1) 多発梗塞性認知症（multi-infarct dementia；MID）

心原性脳塞栓症やアテローム血栓性脳梗塞による皮質枝領域の脳梗塞が原因となる。梗塞巣の容積と認知症発現との間に相関があり，梗塞巣が50mLを超えると認知症の頻度が著しく増加する。経過は急性発症または階段状増悪のパターンを呈し，梗塞巣の部位に応じて失語，失認，失行や運動麻痺などを伴う。

2) 重要な部位の単一病変による認知症（strategic single infarct dementia）

高次脳機能に関連する重要な部位の脳梗塞が原因となる（皮質枝では優位半球の角回・前大脳動脈領域・中大脳動脈領域・後大脳動脈領域，皮質下領域では視床・前脳基底部）。記憶障害，意欲低下，無為，せん妄などの症状が急性の経過で出現する。

3) 小血管病性認知症（small vessel disease with dementia）

脳細動脈～毛細血管レベルの脳血管において，高血圧など心血管系危険因子による動脈硬化，血管壊死，硝子様変性が原因となる。穿通枝領域のラクナ梗塞や，白質病変・脳微小出血（microbleeds），および皮質領域の脳アミロイド血管症がみられ，ラクナ梗塞が主体のものを多発ラクナ梗塞性認知症，白質病変が主体のものをBinswanger病と呼ぶ。

4) 脳出血性血管性認知症

脳出血・くも膜下出血が原因となる。

表3　血管性認知症の臨床亜型（NINDS-AIREN診断基準）

1. 多発梗塞性認知症 multi-infarct dementia（MID）
2. 重要な部位の単一病変による認知症 strategic single infarct dementia
3. 小血管病性認知症 small vessel disease with dementia
4. 脳出血性血管性認知症
5. 低灌流性血管性認知症
6. その他

（文献1をもとに作成）

5）低灌流性血管性認知症

全脳の循環不全や低酸素が原因である[1]。

血管性認知症では，脳卒中を発症した後に認知症を発症したり，脳卒中を発症する度に認知機能が階段状に増悪することが典型的である。ただし血管性認知症の臨床亜型のうち，小血管病性認知症では認知機能障害が緩徐進行性に増悪する経過をとる[1]。

3 血管性認知症の予防と治療

血管性認知症は脳血管障害に関連した病態であり，その予防は脳血管障害の発症予防と表裏一体である（**表4**）。脳血管障害の再発予防と心血管系危険因子の管理が重要である。

1）脳卒中の二次予防

脳梗塞の再発予防目的に抗血小板薬・抗凝固薬が用いられる。

抗血小板薬

抗血小板薬に関しては，血管性認知症の抑制効果に関する明らかなエビデンスはない。アスピリンについては，米国・オーストラリアの心血管疾患を有しない70歳以上の高齢者19,114名を対象としたランダム化比較試験（ASPREE試験）の結果が最近報告され，低用量アスピリン（100mg/day）の投与群・非投与群間で認知症の発症率に有意差はなかった（ハザード比0.98，95％CI 0.83～1.15）[2]。

シロスタゾールは認知症の発症を抑制する可能性が指摘されており，今後の臨床試験の成績報告が待たれる。認知症既往のない40歳以上の患者9,148名を対象とした台湾の後ろ向き研究によれば，シロスタゾール内服群は非内服群に

表4　血管性認知症の予防・治療のポイント

•脳卒中の再発予防 •心血管系危険因子の管理（血圧・脂質・血糖・禁煙） •身体運動 •体重管理 •抑うつの早期発見・管理 •介護サービスの活用・社会的な生活の維持

（文献1をもとに作成）

比べて有意に認知症の発症率が低く（ハザード比0.75，95％CI 0.61～0.92），サブグループ解析で脳血管障害患者同士の比較でもシロスタゾール内服群で認知症の発症率が有意に低かった（ハザード比0.34，95％CI 0.21～0.54）[3]。

抗凝固薬

抗凝固療法に関しては，心房細動に対する適切な抗凝固療法が認知症予防に望ましいと考えられる。認知症や脳梗塞の既往のないワルファリン投与中の心房細動患者2,605名を対象とした観察研究において，PT-INRコントロール不良群（PT-INR治療域内が観察期間の25％未満）はコントロール良好群（PT-INR治療域内が観察期間の75％以上）に比べて認知症のハザード比が5.34倍であった[4]。日常診療で使用される抗凝固薬としては，ワルファリンと直接経口抗凝固薬（direct oral anticoagulants；DOAC）があるが，認知症発症率の比較では一定の見解は得られていない。

抗凝固薬服用中の心房細動患者5,254名を対象とした米国の前向き研究では，DOAC群はワルファリン群に比べて認知症の発症率が有意に低かった（DOAC群0.7％，ワルファリン群0.3％，$p=0.03$）[5]。一方，認知症の既往のない心房細動患者444,106名を対象としたスウェーデンの後ろ向き研究では，DOAC群とワルファリン群で認知症の発症率に有意差はなかった（ハザード比0.97，95％CI 0.67～1.40）[6]。

2）血管系危険因子の管理

高血圧症

高血圧症は代表的な血管性認知症の危険因子であり，**特に中年期の血圧管理が血管性認知症の予防に重要とされ推奨されている。**わが国の久山町研究では，中年期（40～64歳）に140/90mmHg以上の高血圧を有する患者は，65歳以上になってからの血圧推移にかかわらず血管性認知症のリスクが5倍以上に上昇することが示された[7]。

一方，高齢者を対象とした降圧薬を用いた複数の大規模ランダム化比較試験の報告では，認知機能に対する降圧治療の効果の有無は一定しておらず，高齢期高血圧に対する降圧治療の認知症予防についてはまだ十分なエビデンスがない[1]。

脂質異常症

脂質異常症に対する治療も脳血管障害の再発予防として積極的に行われているが，**ストロングスタチンを用いた最近の介入研究では認知症の発症抑制に関して肯定的な報告がなされている**[8]。心房細動の既往のない虚血性脳卒中患者を対象とした英国の後ろ向き研究では，降圧療法・抗血栓療法とスタチンとの併用により認知機能低下が有意に抑制されていた（相対リスク0.55，95％CI

0.40～0.77)[9]。

糖尿病

糖尿病については，高血糖・低血糖ともに認知機能低下に関連することが知られており，至適範囲内での血糖コントロールが重要である。心血管疾患または心血管系危険因子を有する2型糖尿病患者を対象とした米国のACCORD試験のサブグループ解析(ACCORD-MIND)では，HbA1cの上昇と認知機能の低下が有意に相関しており，HbA1cの1%の上昇につき認知機能検査でDSST(Digit Symbol Substitution Test)スコアが1.75ポイント(95%CI 1.22～2.28)，MMSE(Mini Mental State Examination)スコアが0.20ポイント(95%CI 0.11～0.28)低下した[10]。一方，認知症既往のない2型糖尿病患者16,667名を対象とした米国の研究では，認知症発症についてのハザード比は低血糖発作が1回起きた群では1.26(95%CI 1.10～1.49)，2回起きた群では1.80(95%CI 1.37～2.36)であった[11]。

喫煙

喫煙は脳血管障害の重要な危険因子だが，血管性認知症を含め認知症全体の発症リスクを増加させるため，**禁煙指導が重要である。**19個の前向き試験を対象としたメタ解析において，喫煙者は非喫煙者と比較して血管性認知症の発症が1.78倍(95%CI 1.28～2.47)，認知症全体の発症が1.27倍(95%CI 1.02～1.60)であった[12]。

その他

そのほかにも，習慣的な身体運動や，中年期からの体重管理による肥満の予防が重要である。また，血管性認知症の特徴としてうつなどの気分障害を合併する頻度が多いため，患者が抑うつ・自発性低下をきたしていないか早期発見に努める必要がある。脳卒中の後遺症が残存し日常生活を継続する上で介護を要する場合は，福祉サービスを活用し社会的な生活環境を維持することも重要である。

3) 血管性認知症の認知機能障害に有効な薬物

血管性認知症の認知機能障害には，コリンエステラーゼ阻害薬である**ドネペジル(アリセプト®)，ガランタミン(レミニール®)，リバスチグミン(イクセロン®，リバスタッチ®)**や，NMDA受容体拮抗薬である**メマンチン(メマリー®)**が一定の効果を示すと考えられている。ただし，いずれもAlzheimer型認知症に対して保険適用があるが，血管性認知症に対してはまだ保険適用外である。

ドネペジルは，616名の血管性認知症患者を対象としたランダム化比較試験でプラセボと比較して認知機能の有意な改善が示された。コリンエステラーゼ阻害薬が血管性認知症に対して奏功する理由として，皮質下の虚血性病変によってコリン作動神経回路が損傷されていることや，Alzheimer病の病理が共存することなどが挙げられている[8)]。

複数の臨床試験の結果から，麦角アルカロイドの**ニセルゴリン**も血管性認知症の認知機能を改善するとされている。わが国では「脳梗塞後遺症に伴う慢性脳循環障害による意欲低下の改善」に対して保険適用を有している。またイチョウ(Ginkgo biloba)葉エキスも，血管性認知症を含む認知症の治療に有効性があることが報告されている[8)]。

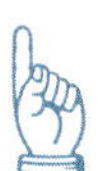

オススメの治療

①小血管病性認知症	シロスタゾール100mg錠，1回1錠，1日2回(朝・夕食後) (*頭痛，頻脈，心不全に留意する)
②心房細動を合併した血管性認知症	エリキュース®2.5mg錠，1回1錠，1日2回(朝・夕食後) またはリクシアナ®30mg錠，1回1錠，1日1回(朝食後) (*腎機能・年齢・体重に応じた適正用量を投与する。 処方例は減量基準に該当した場合の用量である)

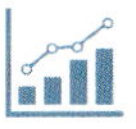

まとめ

- 血管性認知症はAlzheimer型認知症と併存することが多い。特に初期のAlzheimer型認知症で心血管系危険因子が認知症の増悪因子にもなる。
- 血管性認知症には複数の臨床亜型がある。典型的には急性発症や階段状増悪の経過をたどるが，脳小血管病を背景とするものは認知機能障害が緩徐進行性に増悪する。
- 血管性認知症の予防では，脳卒中の有効な再発予防，心血管系危険因子の管理(高血圧，脂質異常症，糖尿病，喫煙)，身体運動，肥満の予防，抑うつの早期発見が重要である。
- 血管性認知症による認知機能障害には，ドネペジル，ガランタミン，リバスチグミン，メマンチン，ニセルゴリンが有効とみられる。

文献

1) 日本神経学会(監修),「認知症疾患診療ガイドライン」作成委員会(編)：認知症疾患診療ガイドライン2017，医学書院．p305-328，2017．

2) ASPREE Investigator Group：N Engl J Med. 2018；379(16)：1499-508
3) Tai SY, et al：Neurotherapeutics. 2017；14(3)：784-91.
4) Jacobs V, et al：Heart Rhythm. 2014；11(12)：2206-13.
5) Jacobs V, et al：Am J Cardiol. 2016；118(2)：210-4.
6) Friberg L, et al：Eur Heart J. 2018；39(6)：453-60.
7) Ninomiya T, et al：Hypertension. 2011l；58(1)：22-8.
8) 日本脳卒中学会 脳卒中ガイドライン委員会(編)：脳卒中治療ガイドライン2015〔追補2017対応〕. 協和企画, p269-71, 2017.
9) Douiri A, et al：Circulation. 2013；128(12)：1341-8.
10) Action to Control Cardiovascular Risk in Diabetes-Memory in Diabetes (ACCORD-MIND) Investigators：Diabetes Care. 2009；32(2)：221-6.
11) Whitmer RA, et al：JAMA. 2009；301(15)：1565-72.
12) Anstey KJ, et al：Am J Epidemiol. 2007；166(4)：367-78.

吉野文隆，岡田 靖

2 悪性腫瘍に伴う脳梗塞(Trousseau症候群)

1 Trousseau症候群の概念と原因

Trousseau症候群はフランスの神経内科医であるArmand Trousseauが，担癌患者に血栓性静脈炎や静脈血栓症が高率にみられると報告したことに端を発する疾患概念である。その後，悪性腫瘍と関連する血栓症を広く包含する疾患概念として認知されるようになり，現在では悪性腫瘍に伴う血液凝固能亢進や播種性血管内凝固症候群(disseminated intravascular coagulation；DIC)による血栓症として認知されている[1)~3)]。

これは，最近注目されている癌関連血栓症(cancer associated thrombosis；CAT)とほぼ同様の疾患概念である。また，ここでいう血栓症の中では，特に脳梗塞と一過性脳虚血発作(transient ischemic attack；TIA)の臨床的重要性が高いため，Trousseau症候群は悪性腫瘍の遠隔効果によって神経症候を生じる傍腫瘍性神経症候群のひとつとも言える。

Trousseau症候群における脳梗塞とTIAの原因として，最も多いのはDICに伴う非細菌性血栓性心内膜炎(nonbacterial thrombotic endocarditis；NBTE)による塞栓症であるが，最近では卵円孔開存を介した深部静脈血栓による奇異性脳塞栓症と考えられる症例報告も増加している[1)2)]。そのほかの原因としては血液凝固能亢進とDICによる微小血栓塞栓や腫瘍塞栓等が挙げられる[1)2)]。脳卒中を発症した担癌患者の剖検報告によれば，脳梗塞の原因として最も多かったのはNBTEであり，ついで多かったのは血液凝固能亢進とDICによる微小血栓塞栓であった[4)]。

Trousseau症候群の原因になる悪性腫瘍は固形癌が多く，その中では乳癌や子宮癌等の婦人科系腫瘍が最も多い[5]。そのほかには肺癌，消化器癌，腎癌，前立腺癌等が挙げられる[6]。高齢化に伴う悪性腫瘍の増加によって本症候群が脳梗塞の中で占める割合も増加しており，特に高齢の脳梗塞患者においては常に考慮すべき病態になっている。

2 悪性腫瘍に伴う血液凝固能亢進の機序

悪性腫瘍に伴う血液凝固能亢進の機序は複雑であるが，多くの研究者の努力によってかなり詳細なところまで解明が進んでいる（図1）[7]。

腫瘍細胞から放出された組織因子は外因系凝固反応を活性化し，トロンビンが大量に産生され，血液凝固能が亢進する。また，悪性腫瘍の病期の進行と化学療法による腫瘍崩壊によって組織因子の放出が促進され，血液凝固能はさらに亢進する。腫瘍細胞は組織因子以外にも腫瘍壊死因子やIL-1（interleukin-1）等の炎症性サイトカインとシステインプロテアーゼを放出する。炎症性サイトカインは血管内皮細胞を傷害し，トロンボモジュリンの産生低下等を惹起する。システインプロテアーゼは腫瘍プロコアグラントとして第X因子を活性化する。

また，腫瘍細胞は粘液糖蛋白質であるムチンと線溶阻止因子であるPAI-1（plasminogen activator inhibitor-1）を放出する。ムチンは血小板の表面

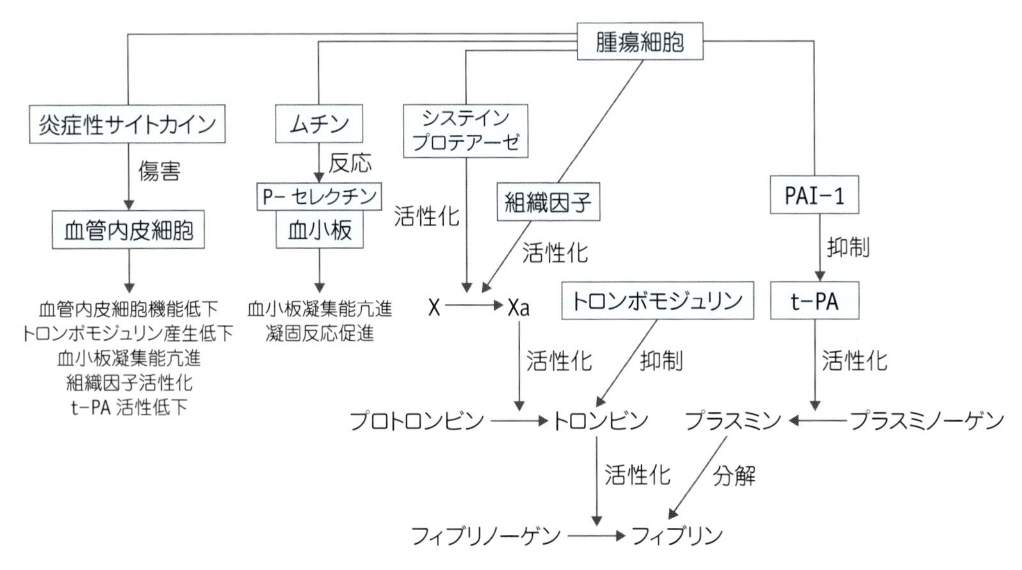

図1　悪性腫瘍による血液凝固能亢進の機序　（文献7をもとに作成）

に発現するP-セレクチンと反応し，トロンビンを要さずに血小板凝集を惹起する。したがって，Trousseau症候群の原因になる悪性腫瘍はムチン産生腫瘍が多い。PAI-1はt-PA（tissue plasminogen activator）の活性を低下させ，線溶系を抑制する。

3 Trousseau症候群およびCATの慢性期管理

Trousseau症候群の治療としては原因である悪性腫瘍の切除が原則であるが，既に切除不能な状態にまで進行していることも多く，大部分の症例では予後不良である。しかし，血液凝固能亢進状態をできる限りコントロールし，脳梗塞の再発を予防できるか否かによって一定期間における生活の質（quality of life）と予後が大きく異なってくるため，リスク・ベネフィットを勘案しながら可能な治療を継続することが望ましい。

前述したように，本症候群における血液凝固能亢進の機序は非常に多彩であるため，凝固第Ⅱ，Ⅶ，Ⅸ，Ⅹ因子の産生を抑制するワルファリンでは抗凝固効果が不十分とされている。一方，ヘパリンは活性化第Ⅹ因子（第Xa因子）とトロンビンの阻害に加え，ムチンとP-セレクチンの反応の阻害等，多面的に血液凝固能亢進を阻害するため，最も有効であるとされている[8]。しかし，ヘパリンの投与には点滴静注もしくは皮下注を要するため，慢性期管理において内服薬のようには簡便に投与できない。

通常使用される未分画ヘパリンと比較し，低分子ヘパリンは血管新生抑制作用と腫瘍増殖抑制効果も期待されている。固形癌385例を対象に低分子ヘパリン（ダルテパリン）とプラセボの効果を比較したFAMOUS（Fragmin Advanced Malignancy Outcome Study）試験では，低分子ヘパリン群において1年後の生存率の改善が示された[9]。低分子ヘパリンは血漿，基質の蛋白，血小板，単球と結合しにくく，血中半減期が比較的長いため，皮下注に適している[10][11]。しかしわが国では，皮下注可能なエノキサパリンは静脈血栓塞栓症にしか保険適用がないため，投与する際には特殊な条件下での例外的な投与であることを念頭に置くべきである。

最近広く使用されるようになった直接経口抗凝固薬（direct oral anticoagulants；DOAC）の有効性についての検討では，直接トロンビン阻害薬であるダビガトランは効果的ではなかったと報告されている[12]。DOACはいずれもトロンビンもしくは第Xa因子を選択的に阻害する抗凝固薬であるため，Trousseau症候群における血液凝固能亢進の機序の多彩さを考慮すると，有効性についての検討には課題が多いと考えられる。しかし，実臨床では利便性を考慮し，深部静脈血栓症の診断で少量のDOACが用いられることもあり，有効性の臨床的な検証を含めた今後のエビデンスの蓄積が待たれる。

まとめ

- Trousseau症候群は悪性腫瘍に伴う血液凝固能亢進やDICによる血栓症であり，特に脳梗塞とTIAの臨床的重要性が高い。
- 治療としては原因である悪性腫瘍の切除が原則であるが，切除不能な場合にも血液凝固能亢進状態をできる限りコントロールし，脳梗塞の再発を予防できるかが重要である。
- 本症候群における血液凝固能亢進の機序は多彩であるため，多面的に作用するヘパリンが最も有効であるが，注射薬であるため，慢性期管理において簡便に投与できない。

文献

1) 内山真一郎, 他：神経内科. 2003;58(5):463-7.
2) 内山真一郎, 他：脳卒中. 2005;27(4):547-52.
3) 野川 茂：日血栓止血会誌. 2016;27(1):18-28.
4) Graus F, et al：Medicine. 1985;64(1):16-35.
5) 清水優子, 他：臨神経. 2002;42(3):227-31.
6) 赫 洋美, 他：Brain Nerve. 2008;60(2):143-7.
7) Varki A：Blood. 2007;110(6):1723-9.
8) 内山真一郎：日内会誌. 2008;97(8):45-8.
9) Kakkar AK, et al：J Clin Oncol. 2004;22(10):1944-8.
10) Evans TR, et al：Cancer. 1996;77(12):2544-9.
11) Walsh-McMonagle D, et al：Cancer. 1997;80(4):649-55.
12) Yoshida K, et al：J Stroke Cerebrovasc Dis. 2014;23(6):1724-6.

徳永敬介，矢坂正弘，岡田 靖

3 慢性腎臓病を合併する脳卒中

1 慢性腎臓病による脳卒中の発症リスク

慢性腎臓病（chronic kidney disease；CKD）が脳卒中の危険因子であることは，多くの疫学研究によって明らかになっている。

久山町研究，茨城県のコホート研究，大迫研究，吹田研究ではeGFR（推算糸球体濾過量）が低下するほど脳卒中の発症リスクが上昇したと報告され，最近のメタ解析でもeGFRが10mL/min/1.73m²低下するごとに脳卒中の発症リスクが7%上昇したと報告されており[1]，特に高度の腎機能障害には注意が必要である。また，腎機能障害だけでなく，蛋白尿[2]とアルブミン尿[1]も脳卒中の危険因子であることが最近のメタ解析で明らかになっている（**図1**）。

2 慢性腎臓病を合併した脳卒中の予後

CKDは脳卒中の危険因子であるだけでなく，脳卒中発症後の予後不良因子であることも明らかになっている。

MacWalterらは発症48時間以内の脳卒中患者2,042例を対象に7年間の追跡調査を行い，入院時のクレアチニンクリアランス（Ccr）が低下するほど死亡率が上昇したと報告している[3]。また，Yahalomらは急性期脳卒中患者821例を対象に1年間の追跡調査を行い，入院時のeGFRが低下するほど死亡率が上昇し，機能予後が不良であったと報告している[4]。脳出血に限定すると，eGFR

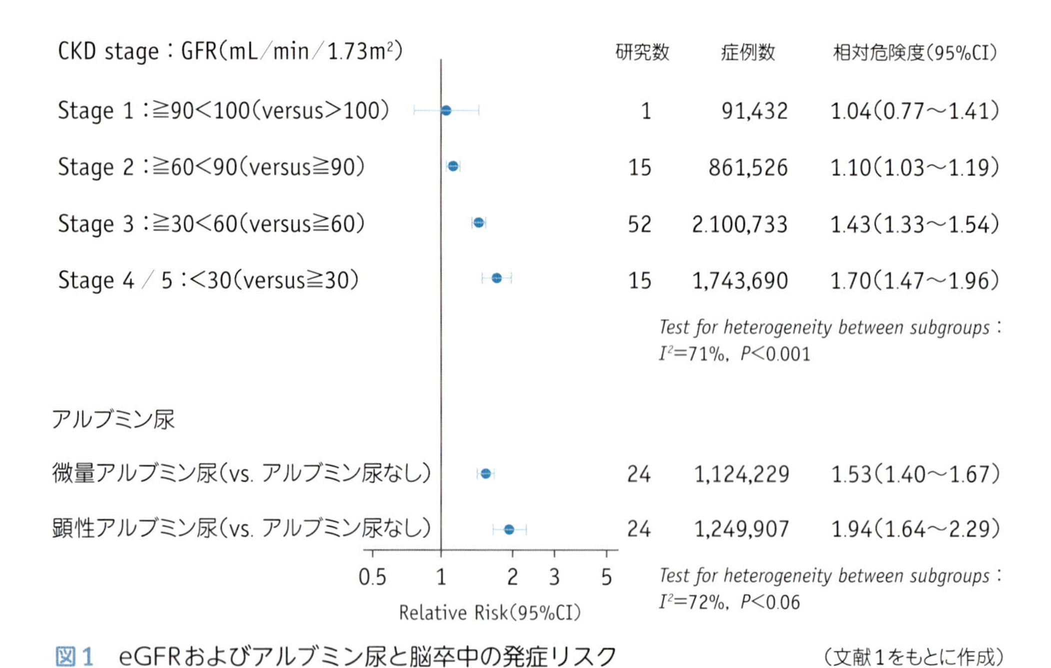

図1　eGFRおよびアルブミン尿と脳卒中の発症リスク　（文献1をもとに作成）

＜45mL/min/1.73m²の患者では血腫が大きく，症状が重篤であり，1年後の予後もきわめて不良であったと報告されている[5]。実臨床においても，脳出血を発症した透析患者が不良な転帰に至ることをしばしば経験する。

蛋白尿も同様に，脳卒中発症後の予後不良因子であると報告されている。KumaiらはFukuoka Stroke Registryに登録された急性期脳梗塞患者3,778例において，34.9%がCKDを合併し，蛋白尿の存在が急性期の神経症状の増悪，院内死亡，機能転帰不良と関連していたと報告している[6]。脳卒中の発症とCKDの進行には共通の機序と危険因子が多く存在し，双方は循環代謝動態において深く関連しているため（脳-腎関連），脳卒中診療においては腎機能に常に注意しておく必要がある。

CKD患者では脳梗塞発症後の出血性変化（出血性梗塞）をきたしやすいことも報告されている。Rodríguez-Yáñezらは発症24時間以内の脳梗塞患者200例において，アルブミン尿陽性患者では第4～第7病日に出血性梗塞をきたすリスクが7.5倍高かったと報告しており[7]，また，Leeらは腎機能が低下するほど出血性梗塞をきたすリスクが上昇し，eGFR＜30mL/min/1.73m²では2.9倍高かったと報告している[8]。腎機能障害に伴う血小板機能低下による出血傾向，血管内皮機能障害，炎症による白血球浸潤等の機序が想定されている。

3 慢性腎臓病を合併した脳卒中後の血圧管理

CKD患者ではナトリウム貯留，レニン-アンジオテンシン系と交感神経系の活性化，酸化ストレスとasymmetric dimethylarginineによる一酸化窒素の産生阻害等の機序が複合し，高血圧の原因になる。高血圧は脳卒中の最大危険因子のひとつであり，CKDを合併した脳卒中患者の再発予防においても血圧管理は非常に重要である。

かつて，脳梗塞の再発と血圧の間にはJカーブ現象が存在するとされ，過度な降圧の危険性が指摘されており，CKD患者においても同様の報告がある[9)]。しかし，PROGRESS（Perindopril Protection against Recurrent Stroke Study）試験のCKD患者のみのサブ解析では，積極的降圧群において脳卒中の再発率は上昇しなかったと報告され，脳卒中の再発予防における積極的降圧療法の有効性が示されている[10)]。

ただし，最近行われたSPRINT（Systolic Blood Pressure Intervention Trial）試験では，収縮期血圧120mmHg未満を目標とした積極的降圧群において，心血管疾患，脳卒中，心血管疾患による死亡等の複合エンドポイントと全死亡は抑制されたが，エンドポイントを脳卒中のみに限定すると，積極的降圧群と標準降圧群との間に差はなく，CKD患者のみのサブ解析では複合エンドポイントにおいて積極的降圧群と標準降圧群との間に差はなかったと報告されている[11)]。

いずれにしても，現時点では『日本高血圧治療ガイドライン』に従い，CKDを合併した脳卒中患者においては140/90mmHg未満（糖尿病合併もしくは蛋白尿陽性例では130/80mmHg未満）を目標とした血圧管理を行うべきであろう[12)]。

4 慢性腎臓病を合併した脳卒中後の脂質管理

スタチンを中心とする脂質低下療法による心血管疾患と脳卒中の抑制効果について，CKD患者を対象に多くの研究が行われ，その有効性が報告されている[13)]。

わが国のMEGA（Management of Elevated Cholesterol in the Primary Prevention Group of Adult Japanese）試験では，CKD患者においてスタチンによる心血管疾患の抑制効果が顕著に認められ，脳卒中の抑制効果も有意であった[14)]。また，SHARP（Study of Heart and Renal Protection）試験では，透析患者を含む中等度から高度のCKD患者においてスタチンとエゼチミブによる心血管疾患の抑制効果が認められ，非出血性脳卒中の抑制効果も有意であった[15)]。

研究名	積極的スタチン治療群 イベント数	積極的スタチン治療群 患者数	対照群 イベント数	対照群 患者数	重み	相対危険度[95%CI]
ALLIANCE	11	286	12	293	5.7%	0.94[0.42〜2.09]
IDEAL	49	1,162	73	1,159	35.4%	0.67[0.47〜0.95]
JUPITER	10	1,638	14	1,629	6.8%	0.71[0.32〜1.59]
TNT	74	1,602	104	1,505	52.0%	0.67[0.50〜0.89]
Total(95%CI)		4,688		4,586	100.0%	0.69[0.56〜0.85]
Total events	144		203			

Heterogeneity：$Chi^2=0.65$, df=3($P=0.89$)；$I^2=0\%$
Test for overall effect：Z=3.53($P=0.0004$)

0.2　0.5　1　2　5
積極スタチン治療群有利　対照群有利

図2　高用量スタチンによる脳卒中の抑制効果　（文献16をもとに作成）

最近，Yanらは軽度から中等度のCKD患者を対象に高用量スタチンの有効性についてのメタ解析を行い，脳卒中の抑制効果が認められたことを報告している（図2）[16]。これらの報告から，CKDを合併した脳卒中患者の再発予防においても，スタチン等による脂質低下療法は有用と考えられる。

5 慢性腎臓病を合併した脳卒中後の心房細動管理

CKD患者では抗血栓療法によって出血リスクが上昇することが明らかになっている。Junらは，心房細動患者12,403例を対象にワルファリンによる出血リスクを腎機能別に検討し，腎機能が低下するほど重篤な出血（消化管出血や脳出血等）の発症リスクが上昇したと報告している[17]。

しかし最近のメタ解析では，保存期CKD患者においてワルファリンによる出血リスクはプラセボ群と差がなかったと報告されている[18][19]。

さらにProvidênciaらは，保存期CKD患者において抗凝固療法群では脳卒中と全身性塞栓症の発症リスクが低下したと報告し[20]，Dahalらもワルファリン群では出血リスクは上昇せず，脳梗塞の発症リスクと死亡率が低下したと報告している[18]。ただし出血リスクの観点からは，CKD患者にワルファリンを投与する際には抗凝固作用が至適範囲内にある時間（time in therapeutic range；TTR）をできる限り長く保つよう努力すべきである。

心房細動を有する透析患者におけるワルファリンの有効性については結論が出ていない。

Chanらは，心房細動を有する透析患者を対象に抗血栓療法と脳卒中の関連について検討し，ワルファリンによって脳卒中の発症リスクが上昇したと報告している[21]。特に，ワルファリンの投与中に抗凝固作用の指標であるPT-INRを測定していなかった患者において，脳卒中の発症リスクは最も高かったという。Shahらは，心房細動を有する65歳以上の透析患者1,626例を対象にワルファリンと脳卒中および出血の関連について検討し，ワルファリンによって出血リスクは上昇したが，脳卒中の発症リスクは低下しなかったと報告している[22]。Dahalらのメタ解析でも，透析患者においてワルファリンによる脳梗塞と血栓塞栓症の抑制効果はなかったと報告されている[18]。

一方，Olesenらは非弁膜症性心房細動患者132,372例を対象にワルファリンによる脳卒中および血栓塞栓症の予防効果について検討し，透析患者901例のみのサブ解析ではワルファリンによって脳卒中と血栓塞栓症の発症リスクが半減したと報告した[23]。しかしこの報告に対しては，血液透析患者と腹膜透析患者の内訳についての記載とワルファリンの投与方法についての記載があいまいであるとの指摘がある。血液透析患者は透析中にヘパリンを投与されるため，ワルファリンのみの効果を厳密に評価することが難しいのかもしれない。

最近，直接トロンビン阻害薬のダビガトラン，直接Xa因子阻害薬のリバーロキサバン，アピキサバン，エドキサバンといった直接経口抗凝固薬（direct oral anticoagulants；DOAC）が広く用いられるようになっている。DOACはいずれも腎排泄であるため（アピキサバンは他剤よりも腎排泄率が低い），高度のCKD患者への投与は不可能であるが，軽度から中等度のCKD患者への投与は可能である（**表1**）[24]。

表1　各DOACの特徴

薬剤名	ダビガトラン	リバーロキサバン	エドキサバン	アピキサバン
半減期（Ccr＞80mL/min時	14～76 hr	若年 5～9 hr 老年 11～13 hr	10～14 hr	12 hr
腎排泄率	80%	35%	50%	27%
生体利用率	3～7%	食事なし：66% 食事あり：100%	62%	50%
蛋白結合率	35%	＞90%	54%	87%
通常量	150mgを1日2回	15mgを1日1回	体重60kg超： 60mgを1日1回 体重60kg未満： 30mgを1日1回	5mgを1日2回
腎機能低下時の用量	Ccr 30～49mL/min 110mgを1日2回	Ccr 15～49mL/min 10mgを1日1回	Ccr 15～49mL/min 半量を1日1回	Ccr 15～29mL/min 2.5mgを1日2回
禁忌	Ccr＜30mL/min	Ccr＜15mL/min	Ccr＜15mL/min	Ccr＜15mL/min

（文献24をもとに作成）

一方，ProvidênciaらはDOAC群ではワルファリン群よりも脳卒中と全身性塞栓症の発症リスクが低かったことを報告し[20]，BaiらはDOAC群ではワルファリン群よりも出血リスクが低かったことを報告している[19]。透析患者へのDOACの投与は禁忌であるが，最近米国で行われた透析患者へのダビガトランとリバーロキサバンの投与についての後ろ向き観察研究では，抗凝固療法を開始された心房細動を有する透析患者の5.9%にダビガトランもしくはリバーロキサバンが投与されており，ワルファリンよりも出血リスクが高かったことが報告されている[25]。

透析患者へのDOAC投与の是非については，今後のエビデンスの蓄積が待たれる。

まとめ

- CKDを合併した脳卒中患者に対する積極的降圧療法の有効性については議論があるが，現時点では140/90mmHg未満を目標とした血圧管理を行うべきである。
- CKD患者では抗血栓療法によって出血リスクが上昇するため，心房細動を有するCKD患者に対してワルファリンを投与する際にはTTRをできる限り長く保つよう努力すべきである。
- 最近広く用いられるようになったDOACはいずれも腎排泄であるが，軽度から中等度のCKD患者への投与は可能であり，ワルファリンよりも出血リスクが低い。

文献

1) Masson P, et al：Nephrol Dial Transplant. 2015；30(7)：1162-9.
2) Ninomiya T, et al：Am J Kidney Dis. 2009；53(3)：417-25.
3) MacWalter RS, et al：Stroke. 2002；33(6)：1630-5.
4) Yahalom G, et al：Stroke. 2009；40(4)：1296-303.
5) Molshatzki N, et al：Cerebrovasc Dis. 2011；31(3)：271-7.
6) FSR Investigators：Neurology. 2012；78(24)：1909-15.
7) Rodríguez-Yáñez, et al：Neurology. 2006；67(7)：1172-7.
8) Lee JG, et al：Cerebrovasc Dis. 2013；35(1)：53-9.
9) Weiner DE, et al：J Am Soc Nephrol. 2007；18(3)：960-6.
10) PROGRESS Collaborative Group：Kidney Int. 2008；73(8)：963-70.
11) SPRINT Research Group：N Engl J Med. 2015；373(22)：2103-16.
12) 日本高血圧学会高血圧治療ガイドライン作成委員会(編)：日本高血圧治療ガイドライン2014. ライフサイエンス出版, 2014.

13) Strippoli GF, et al: BMJ. 2008;336(7645):645-51.
14) MEGA Study Group: Atherosclerosis. 2009;206(2):512-7.
15) SHARP Investigators: Lancet. 2011;377(9784):2181-92.
16) Yan YL, et al: BMJ Open. 2015;5(5):e006886.
17) Alberta Kidney Disease Network: BMJ. 2015;350:h246.
18) Dahal K, et al: Chest. 2015;148(3):701-10.
19) Bai Y, et al: Thromb Res. 2016;137:46-52.
20) Providência R, et al: Am J Cardiol. 2014;114(4):646-53.
21) Chan KE, et al: J Am Soc Nephrol. 2009;20(10):2223-33.
22) Shah M, et al: Circulation. 2014;129(11):1196-203.
23) Olesen JB, et al: N Engl J Med. 2012;367(7):625-35.
24) Heidbuchel H, et al: Europace. 2015;17(10):1467-507.
25) Chan KE, et al: Circulation. 2015;131(11):972-9.

徳永敬介，岡田 靖

4 妊娠分娩に伴う脳卒中

1 妊娠分娩に伴う脳卒中の臨床像

妊娠分娩に伴う脳卒中の頻度は高くないが，母児の生存や神経学的予後に重篤な影響を及ぼす可能性の高い重篤な合併症である。脳卒中のうち出血・虚血の内訳は様々であり，一定の見解を見ない。

欧米からの報告の1例を挙げると，カナダの単施設での後ろ向き研究において，1980年から1997年の約17年間に入院した妊婦50,711名のうち，34名(0.07%)が脳卒中と診断されていた。34例の内訳は虚血性脳卒中が21例，出血性脳卒中が13例(くも膜下出血7例，脳出血6例)であった。母体死亡は出血性脳卒中の3例(14%)に認められ，産児死亡は虚血性脳卒中の2例(9.5%)，出血性脳卒中の1例(7.7%)に認められた[1]。

わが国では国立循環器病センター(現，国立循環器病研究センター)からの単施設研究の報告があり，1982年から2010年の28年間に脳卒中を発症して入院した妊婦は27名であった。病型は虚血性脳卒中が8例(脳梗塞7例，一過性脳虚血発作1例)，出血性脳卒中が19例(くも膜下出血5例，脳出血14例)であった。発症時期は，妊娠初期(0～13週)が1例，妊娠中期(14～27週)が11例，妊娠後期(28週～)が12例，分娩・産褥期が3例であった。母体死亡を脳出血のうちの2例に認め，産児死亡は脳出血の1例，くも膜下出血の1例に認めた[2]。

また，2012～2013年の日本脳卒中学会の認定研修教育病院を対象とした全国調査では，151例の脳卒中合併妊娠が報告されており(10万例当たり10.2例)，脳梗塞が37例(24.5%)，出血性脳卒中が111例(73.5%)，両者を合併した症例が3例(2.0%)であった[3]。

このように妊娠分娩に伴う脳卒中の頻度は高くないが，母児の予後に大きく影響を及ぼす。出血性・虚血性の両方の病型があり，わが国では出血性脳卒中が多くを占めている。

2 妊娠分娩に伴う脳卒中の原因

1) 脳梗塞

妊娠分娩に伴って脳梗塞を発症するメカニズムとしては，妊娠に伴う母体の凝固系の亢進や血管壁・血行動態の変化などとの関連が考えられている。

子宮増大に伴う下大静脈の圧迫は，下大静脈の深部静脈血栓症の原因となりうる。また妊娠後期になると，血漿フィブリノーゲン，von Willebrand因子，第V・第Ⅶ・第Ⅷ・第Ⅸ・第X・第Ⅻ因子が増加し活性化されるため，凝固系は亢進し血栓症・塞栓症のリスクが高まる。さらに妊娠中にはエストロゲンやエラスターゼの影響により血管壁の構造が変化し，大動脈壁中膜の細網線維断裂，酸性ムコ多糖類の減少，弾性線維配列の変化，平滑筋細胞の増殖と過形成をきたす。これらの変化によって，動脈壁はコンプライアンスの上昇と引き換えに脆弱性が増すため，動脈解離が起こりやすくなると考えられる[4]。

2012～2013年の日本脳卒中学会の認定研修教育病院を対象とした全国調査では，脳梗塞37例のうち28例(75.7%)が動脈性梗塞，9例が静脈性梗塞(24.3%)であった。動脈性梗塞の原因の内訳は，可逆性脳血管攣縮症候群が9例(24.3%)，凝固線溶系異常が6例(16.2%)，心原性脳塞栓症が2例(5.4%)，アテローム血栓性脳梗塞が2例(5.4%)，ラクナ梗塞など脳小血管病が2例(5.4%)，奇異性脳塞栓症・動脈解離・もやもや病が各1例(2.7%)，原因不明が4例(10.8%)であった(**図1**)[3]。

このように妊娠分娩に伴う脳梗塞は，高齢者の脳梗塞と異なり血管攣縮，凝固異常，静脈血栓症など特殊な原因が関与している割合が高い。

2) 脳出血・くも膜下出血

妊娠分娩に伴う脳出血・くも膜下出血の原因としては脳動静脈奇形，脳動脈瘤，子癇が知られているが，わが国においてはもやもや病も原因として報告されている。2012～2013年の日本脳卒中学会の認定研修教育病院を対象とした全国調査では，出血性脳卒中111例のうち脳動脈瘤破裂が22例(19.8%)，脳動静脈奇形が19例(17.1%)，妊娠高血圧症が13例(11.7%)，HELLP

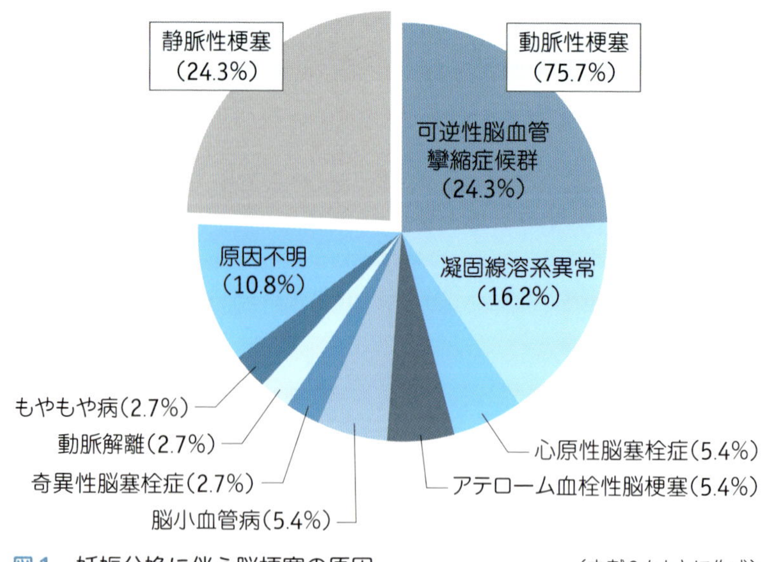

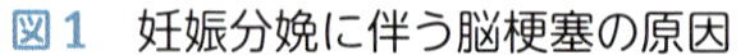

図1　妊娠分娩に伴う脳梗塞の原因　（文献3をもとに作成）

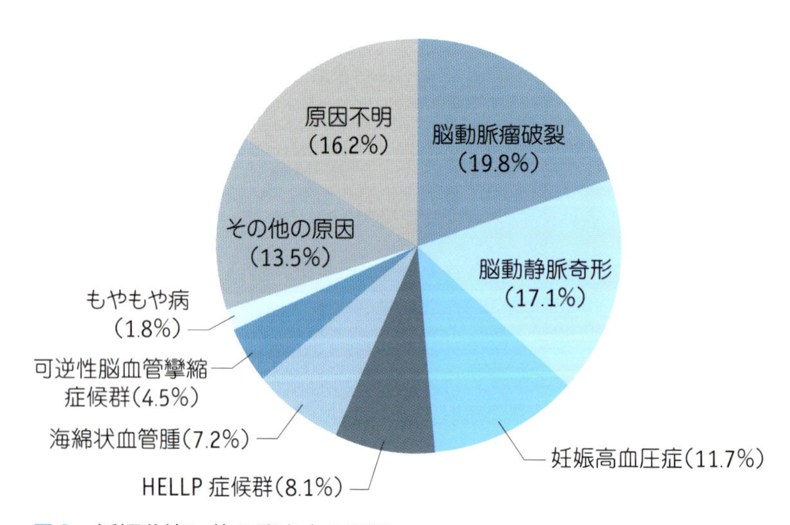

図2　妊娠分娩に伴う脳出血の原因
*各数値は四捨五入で算出したため，合計は100%ではない。　（文献3をもとに作成）

(Hemolysis, Elevated Liver enzymes, Low Platelet counts) 症候群が9例(8.1%)，海綿状血管腫が8例(7.2%)，可逆性脳血管攣縮症候群が5例(4.5%)，もやもや病が2例(1.8%)などであり，脳動脈瘤破裂・脳動静脈奇形・妊娠高血圧症・HELLP症候群で全体の6割近くを占めていた(図2)[3)]。

3 妊婦に対する薬物治療

1) 妊娠に伴う薬物動態の変化と母体への影響

妊娠分娩期は母体の変化に伴って薬物動態も変化するため，母体に対する薬物の効果が変化する可能性がある。

妊娠中は腎血流量が増加し腎クリアランスが高まるため，腎排泄型の薬物は妊娠前と比べて排泄が促進され血中濃度が低下する。また妊娠中は血漿容積が50%増加し，心拍出量も30%増加する。妊娠中の体水分量の増加は平均8Lで，うち6割は胎盤・胎児・羊水に分布するが，4割は母体の組織に分布すると考えられており，体水分量の増加により薬物の血中濃度は低下する。一方で，妊娠中は薬物の蛋白結合が低下することも報告されており，組織移行が容易な遊離型の薬物の増加により薬効が増強する可能性がある[5)]。

2) 薬物の胎児への影響

母体へ投与された薬物は胎盤を通して胎児へ到達するため，妊婦へ投薬する薬物の胎児への影響を考える上では胎盤の透過性を考慮する必要がある。

分子量が300～600程度の薬物は比較的容易に胎盤を通過するが，分子量が1,000以上になると胎盤の透過は困難となる（詳細は後述するが，抗凝固薬では分子量の小さいワルファリンは胎盤透過性が高いが，分子量の大きいヘパリンは胎盤透過性が低いため，妊婦ではヘパリンが選択されやすい）。分子量の低い薬物以外にも，脂溶性の薬物は水溶性の薬物よりも胎盤を容易に通過する。また，蛋白に結合していない遊離型薬物のみが胎盤関門を通過するため，蛋白結合率が低い薬物は胎児・羊水に高濃度で移行する[5)]。

妊婦へ投与する薬物の胎児への作用は，薬物が使用される妊娠の時期にも影響される（**表1**）[5)]。

受精前から妊娠27日目まで（無影響期）

卵子が薬物の影響を強く受けても受精能力を失うか，受精しても着床しなかったり，妊娠早期に流産することが多く，薬剤の催奇形性について胎児への影響を考慮する必要は少ない。

妊娠28日目～50日目まで（絶対過敏期）

胎児の重要な臓器（中枢神経系，心臓，消化器，四肢など）が発生・分化する時期であるため，胎児が薬物の影響を最も受けやすい。この時期の薬剤の投与は治療上不可欠なものに限り，かつ催奇形のリスクの低い薬剤を選択する必要がある。

表1　妊娠の時期による薬物の胎児への影響の違い

妊娠の時期	胎児への影響
受精～妊娠27日	基本的に考慮する必要はない
妊娠28日～50日	胎児の重要臓器の形成時期に相当 催奇形のリスクが最も高い
妊娠51日～112日	重要臓器の形成は終了，生殖器・口蓋の形成時期 催奇形のリスクは残されている
妊娠113日～分娩	器官形成は終了 催奇形のリスクは低いが胎児毒性の可能性はあり

（文献5より引用，一部改変）

妊娠51日目～112日目まで（相対過敏期，比較過敏期）

胎児の重要な器官の形成は終わっているが，生殖器の分化や口蓋の閉鎖が起こる時期である。主要な奇形が起こるリスクは低下しているが，催奇形性のある薬剤の投与はまだ慎重に行う必要がある。

妊娠113日目～分娩まで（潜在過敏期）

器官形成が終了しており催奇形のリスクはほとんどないものの，胎児の機能的発育の抑制や子宮内胎児死亡，新生児の薬剤離脱症状が引き起こされる可能性がある[5)]。

なお男性への投薬に関しては，薬剤の影響を受けた精子が受精能力を失うか，受精しても受精卵が着床しなかったり，妊娠早期に流産すると考えられるため，女性に比べて薬物投与が胎児の形態学的異常の原因とはなりにくい。

薬物の胎児への危険性に関する情報は，米国食品医薬品局（Food and Drug Administration；FDA）の薬剤胎児危険度分類（pregnancy category）から引用されることが多い。Category A～Bに分類される薬物は胎児に有害な影響を及ぼすリスクが低いとされているが，一方で同様の薬剤が添付文書上では妊産婦・授乳婦への投与が禁忌とされていることも多いため，注意が必要である。**添付文書上で投与禁忌の薬剤を使用する場合は，本人・家族に対する十分な説明と同意が必要である**[4)]。

3）抗凝固療法

非妊娠時に脳卒中再発予防に使用される抗凝固薬としては，内服薬では直接経口抗凝固薬（direct oral anticoagulants；DOAC）とワルファリン，注射薬では未分画ヘパリンが挙げられる。しかし，**直接経口抗凝固薬は妊産婦・授乳婦への投与に関するエビデンスに乏しく，安全性が確立されていないため使用**

は困難である。

ワルファリンは分子量が小さいため胎盤を透過しやすく，胎児に対する催奇形性があり主に骨・軟骨や脳神経系の形成が障害される。催奇形性を含むワルファリンの有害事象（流産・死産・胎児障害）の発生は用量依存性であり，主に5mg/day以上の用量で生じるとされている。**催奇形性の観点から妊娠初期のワルファリン投与は勧められない。**

一方で，胎児はビタミンK依存性凝固因子が未発達であるため，母体よりもワルファリンの影響を受けやすく，分娩期のワルファリン投与は娩出中の重篤な出血（頭蓋内出血など）による胎児死亡のリスクを高める。**そのため妊娠初期以降にワルファリン投与を継続していた場合にも，妊娠34〜36週までにワルファリン投与は中止し，ヘパリン点滴静注での抗凝固療法に変更することが望ましい。**

分娩期にワルファリンの効果が持続している場合は，帝王切開の適応である。なおワルファリンの乳汁移行はなく，母親へ投与しても授乳中の乳児への影響はないとされる[4)]。

未分画ヘパリンは分子量が大きいため胎盤を通過せず，胎児へ害を及ぼすことは少ない。ただし，未分画ヘパリンはワルファリンに比べて血栓症の発生が多い点が問題である。また，長期間の使用で脱灰化が促進され母体の骨折が増加したり，ヘパリン起因性血小板減少症をきたす可能性がある点が欠点として挙げられる（**表2**）[4)]。

4) 降圧療法

脳卒中においては，脳梗塞，脳出血，くも膜下出血のいずれも慢性期の血圧管理が重要である。妊娠中の血行動態の変化や妊娠高血圧症候群の合併の可能性を考慮すると，具体的な降圧目標や許容される血圧下降幅については個々の症例ごとに周産期医療の専門家と協議しながら決定する必要がある。

表2　妊婦・授乳婦に投与する抗凝固薬の特徴

薬剤	FDA勧告	添付文書	催奇形性	その他の副作用	授乳中の投与
ワルファリン	D	禁忌	あり	胎児の出血性合併症	可能
未分画ヘパリン	C	禁忌	なし	長期投与で母体骨折が増加 ワルファリンより血栓症が多い	可能

（文献4より引用，一部改変）

妊娠中に使用可能な内服の降圧薬としては，**メチルドパ（アルドメット®），ヒドララジン（アプレゾリン®），ラベタロール（トランデート®），徐放性ニフェジピン（アダラート®）**が挙げられる。

ニフェジピンは2015年に添付文書が改訂され，妊娠20週以降の妊婦に限り，急激かつ過度の血圧低下とならないよう長時間作用型の徐放性ニフェジピンが使用可能となった。**妊娠20週未満または妊娠している可能性のある婦人では，催奇形性の観点からニフェジピンは禁忌とされているため，注意が必要である。**非妊娠期に多く使用されるアンジオテンシン変換酵素（ACE）阻害薬やアンジオテンシンⅡ受容体拮抗薬（ARB）は，腎不全や流産・死産を引き起こすため禁忌とされている[6)]。

まとめ

- 妊娠分娩に伴う脳卒中の頻度は高くないが，母児の生存や神経学的予後に大きく影響し，わが国では出血性脳卒中の割合が多い。
- 妊娠分娩に伴う脳梗塞は，母体の凝固系亢進や血管壁・血行動態の変化などと関連する。原因疾患としては可逆性脳血管攣縮症候群，凝固異常，静脈血栓症などが挙げられる。
- 妊娠分娩に伴う脳出血の原因としては，動脈瘤，脳動静脈奇形，子癇が多い。
- 妊娠中に投与された薬剤の胎児への影響は胎盤移行性や妊娠時期により異なる。妊娠28日目～50日目は催奇形のリスクが高い。
- 抗凝固薬のうちDOACは安全性のエビデンスに乏しく，ワルファリンまたは未分画ヘパリンが使用される。ワルファリンは催奇形性を有し，妊娠初期の投与は勧められない。
- 降圧薬で使用可能なものは，メチルドパ，ヒドララジン，ラベタロール，徐放性ニフェジピン（妊娠20週以降）である。

文献

1） Jaigobin C, et al：Stroke. 2000；31(12)：2948-51.
2） 宮本 享（編）：妊娠分娩と脳卒中（The Mt. Fuji workshop on CVD講演集，第31回）．にゅーろん社，p55-8，2013.
3） Yoshida K, et al：Stroke. 2017；48(2)：276-82.
4） 循環器病の診断と治療に関するガイドライン 2009年度合同研究班（編）：心疾患患者の妊娠・出産の適応，管理に関するガイドライン（2010年改訂版）．[http://www.j-circ.or.jp/guideline/pdf/JCS2010niwa.h.pdf]
5） 林 昌洋：日産婦会誌. 2006；58(6)：N77-N85.

6） 日本妊娠高血圧学会（編）：妊娠高血圧症候群の診療指針 2015— Best Practice Guide —, メジカルビュー社, p97-101, 2015.

吉野文隆, 岡田 靖

1 運動麻痺・日常生活活動のリハビリテーション

1 脳卒中後のリハビリテーションアプローチの要約

脳卒中後のリハビリテーションアプローチは「機能障害」「能力低下」「社会的不利」の3段[1]に対して行われる。運動麻痺，筋緊張，感覚障害，関節可動域制限などが機能障害であり，日常生活活動（ADL）の問題が能力低下の主体となる。そして，対外的な面も含め家屋や職業に関するものが社会的不利である。

急性期・回復期において，その患者の機能障害なりのADLを学習して生活期に入ることが理想的であるものの，時には回復期でなすべきことが生活期まで持ち越されていることもある。リハビリテーションは生活場面での安定した活動を担保するとともに，活動度を増すように計画していく。

以下，上記の障害構造，時間経過を意識して本項をまとめる。嚥下機能や認知機能に関しては，別項（Ⅳ-2，Ⅳ-3）を参照されたい。

2 運動麻痺など機能障害のリハビリテーション

運動麻痺そのものへのリハビリテーションとともに，麻痺側では関節可動域が制限される**拘縮**，速度依存性の筋緊張増加である**痙縮**への対応が生活期では重要である。機能障害の改善の大きな部分は急性期，回復期のうちに起こる。生活期においては徐々の改善と，生活の中での**不動・廃用**による悪化の両面を考えていかなければならない。不動・廃用では麻痺側と同時に非麻痺側下肢の筋力低下が生活に大きな影響を及ぼす。

1) 運動麻痺へのリハビリテーション

運動麻痺の改善経過として，最初の数カ月の改善が大きく，その後は改善幅が小さくなることが知られている。その全体経過の中でも，**麻痺側をどの程度使用するか**が麻痺の改善度合いと関連する。麻痺側上肢は比較的軽度の麻痺でも意図しないとあまり用いられない。これは非麻痺側上肢のみで動作するほうが簡単という理由による。そのため生活の中で意図的に上肢を使っていくことを指導する必要がある。

共同運動レベル以下の中等から重度の上肢麻痺では，物を押さえる程度の機能にとどまることが多い。生活期においては，他動的関節可動域訓練を中心にして拘縮の悪化を防ぐことが主体となる。

下肢近位筋は歩行することで麻痺側も使用される。歩行が運動麻痺へのアプローチとなる。足関節固定の短下肢装具を使っている場合には，下肢遠位筋を使う状況でなくなるため，足関節背屈が多少とも可能な場合には自動足関節背屈練習を取り入れる必要がある。

2) 痙縮・拘縮へのリハビリテーション

痙縮は徐々に増悪することが多い。回復期に抗痙縮薬の投薬や運動点ブロック，ボツリヌス毒素注射などの対応を受けて歩行等の動作を安定させていても，生活期において痙縮の程度が増して再調整が必要となることがある。痙縮のある肢には，**他動的関節可動域運動**，ストレッチが重要である。下腿三頭筋や後脛骨筋の痙縮で内反尖足位になる場合，可動域運動が足りないとその肢位で拘縮をきたし，移乗・歩行に大きな支障をもたらす。

拘縮は，不動により結合組織同士のつながりが強くなることで発生・増悪する。下肢の痙縮に伴う足関節の底屈拘縮予防は特に大切であり，徒手による可動域訓練以外に，斜面台に足関節が背屈するように立ち，そのままでいる**持続伸張**が有用である。同様に大腿後面のハムストリングスも痙縮が高まりやすく，結果的に短縮しやすい。ハムストリングスは股関節と膝関節をまたぐ二関節筋であるので，坐位での膝伸展等，股関節が屈曲してかつ膝関節が伸展する他動運動を処方すべきである。

3) 非麻痺側下肢へのリハビリテーション

非麻痺下肢の筋力は脳卒中患者の生命線である。移乗や移動の主体となる。1～2日寝込めば**筋力低下**をきたし，歩行等に影響が出る。日頃より，椅子からの**立ち座り**を多数回行うよう指導しておくことが望ましい。体重が重しの役割を果たし，膝関節伸展筋と股関節伸展筋の筋力増強となる。手すりがそばにある位置で行うなど，転倒リスクに対応できる形で設定するのが望ましい。

変形性膝関節症等で膝が痛い場合には，坐位で膝を伸展したまま止める，外で膝を伸ばしたまま踵を浮かせるなどで，膝伸展筋の筋力増強を図る。この際はアイソメトリックトレーニングとなるので，心負荷がかかる可能性がある。心不全等を併せ持つ場合には注意が必要である。

歩行量を保つ・増やすことも，もちろん非麻痺側下肢へのリハビリテーションとなる。

3 日常生活活動のリハビリテーション

1) ADLの歩行以外についてのリハビリテーション

脳卒中患者のADLでは，運動麻痺や痙縮，拘縮があるなりに，残された機能を活かして生活をすることが重要である。片麻痺患者では，残された**非麻痺側をいかに活用するか**がポイントとなる。上半身の更衣では，麻痺側の袖を通してから着衣するとか，階段では昇降とも麻痺側が低い段の側になるといった「コツ」がある。回復期リハビリテーションの時期に，どのようにADLを行うのがベストであるか考えられて，繰り返し練習されているはずである。またその実行を容易にするため，必要なら手すり等の環境設定も指導されて在宅に戻る。

本人なりのベストなADL実行方法を見いだされていれば，あとは，それを毎日の**生活の中で患者本人が行っていく**ことが大切である。つい，家族が介助してしまうことが繰り返されると，そのADLそのものができなくなるとともに，全身状態として不動・廃用が積み重なってくる。結果的に転倒リスクも増し，また介助してもらうという悪循環が起こる。

ADLが介助レベルで帰った患者に関しても，介助する際に，少しでも本人が頑張る部分を取り入れることがリハビリテーションとして非常に重要である。たとえばトイレ移乗を介助する際にも，少しでも身体を支えようと非麻痺側を踏ん張るよう本人が努力すると，それが筋力増強訓練やバランス訓練になり，結果的に移乗・移動のADL向上につながる。

2) 歩行のリハビリテーション

歩行はADLの一部となるが，麻痺等との関係もあり，ここで記載することにする。麻痺がない，または軽度の患者を除き，歩行は下肢の麻痺程度に応じた装具の助けを得て行われる。

装具歩行は健常者の歩行の再現ではない。関節の自由度を制限して，歩行の難易度を下げるのが装具であり，その分，歩容は独特になる。足関節背屈ができない患者では，足を振り抜く際に引っかからないよう，短下肢装具で足関節の底屈を止めてしまう。膝の支持性が足りない場合，すなわち麻痺側膝伸展筋力が弱い場合，膝を過伸展状態にして接地し，膝伸展位での立脚期をつくる。膝折れを防ぐために装具には背屈制限を設定することが多い。

歩行を獲得して在宅生活に戻った患者でも，生活しているうちに装具が合わなくなることがある。「下肢麻痺が改善してきた」「筋緊張が亢進してきてしまった」「装具の関節可動範囲が設定から変わってしまった」などが考えられる。装具の定期チェックや，歩容がおかしくなってきた際の確認をすべきである。

屋外歩行が可能な患者では，体力増強を図るべく，一日の歩行距離を伸ばす計画を立てるとよい。

4 社会的不利へのアプローチ

ADLまでのリハビリテーションで介助が残る場合には，本人へのアプローチのみならず，周囲**環境へのアプローチ**が行われる。本人の居室を2階から1階に移す，布団で眠っていたのをベッドに変更するなどが一手段である。また，手すりを取りつけたり，段差解消などの家屋改造も指導される。回復期で指導した内容が，実生活を始めると生活状況に合わなかったなどの事例もあり，その場合，生活期での再助言が必要となる。

就労を検討している場合には，職場へのアクセス，職場での移動環境などを検討する。

5 制度的な問題

生活期のリハビリテーションのうち，急性増悪に対するリハビリテーション以外の多くは介護保険で扱われる。具体的には**通所リハビリテーション**（デイケア）と**訪問リハビリテーション**であり，介護支援専門員がケアプランを作成する枠のひとつとして組み込まれる。本来的には通所介護（デイサービス）は介護主体のはずであるが，療法士がリハビリテーションを行うところもある。介護保険でのリハビリテーションにおいても主治医の関与・指示が重要であるが，お任せに近い状態も散見される。主治医とリハビリテーション専門職とのさらなる連携が望まれる。

介護保険の被保険者となれない患者，脳卒中では40歳未満の若年患者のリハビリテーションを継続的に行う必要がある場合には困難が伴う。医療保険によるリハビリテーションを月13単位（1単位20分）行えるルールがあるものの，そのルール廃止が検討されている。

また，身体障害者手帳を所持していると，**障害者総合支援法**の指定を受けた施設での自立訓練（機能訓練または生活訓練）が可能である。これは自立した日常生活または社会生活ができるよう，一定期間，身体機能または生活能力の向上のために必要な訓練を行うサービスであり，標準利用期間は1年6カ月とされている。

まとめ

- ➡ 脳卒中後のリハビリテーションアプローチは，機能障害，能力低下，社会的不利の3段に対して行われる。
- ➡ 生活期では機能障害の徐々の改善と，生活の中での不動・廃用による悪化の両面を考える。
- ➡ 麻痺側上肢は意図的に使ってもらう必要がある。
- ➡ 痙縮は増悪しやすく，足関節背屈，膝関節伸展などの他動的関節可動域運動，持続伸張が重要である。
- ➡ 椅子からの立ち座りなどで非麻痺下肢の筋力増強を図る。
- ➡ ADLでは非麻痺側を活用し，毎日の生活で患者本人が行っていくことが推奨する。
- ➡ 歩容が変わってきた際には，装具もチェックする。
- ➡ 家屋改造指導，改造内容の最適化も大切である。
- ➡ 40歳以上の脳卒中では介護保険でのリハビリテーションが行われる。
- ➡ 40歳未満だと，月13単位までの医療保険でのリハビリテーションや，障害者総合支援法での自立訓練が適用される。

文献

1） World Health Organization：International Classification of Impairments, Disabilities and Handicaps. 1980.
[http://apps.who.int/iris/bitstream/handle/10665/41003/9241541261_eng.pdf]

園田 茂

2 嚥下障害のリハビリテーション

1 在宅での嚥下障害管理の重要性

脳卒中は平成26年度の患者調査によれば約118万人[1]，平成28年の国民生活基礎調査によれば要介護の原因では18.4%を占める[2]。この10年，脳卒中の急性期治療は血栓回収療法などの発展を遂げてきたが，それでも障害を持つ患者が現在も多く存在している。

脳卒中後の症状として，片麻痺，失語を含めた高次脳機能障害，嚥下障害など多彩な症状を呈する。特に嚥下障害は肺炎などの呼吸器合併症の問題があり，在宅管理で気をつける点のひとつとなる。

本項では，嚥下障害の在宅管理におけるポイントを概説する。

2 嚥下障害の頻度，問題点

嚥下障害の頻度は報告により様々だが，急性期では64～78%[3]，発症から6カ月では11～13%[4][5]と報告されている。また幅はあるものの，多くの嚥下障害患者が維持期でも認められる。

嚥下障害が問題なるのは，大きく2つの点となる。1つは最大の楽しみを奪われること，もう1つは生命予後に影響することである。現在，日本の死亡原因は上位から順に，悪性新生物，心疾患，脳血管疾患，老衰，肺炎である。平成29年からは誤嚥性肺炎は肺炎と独立した死因として追加され，総死亡数の2.7

%で7位と死亡原因の上位となっている[6]。そのため，退院後も適切な管理が重要となる。

3 臨床的評価の方法と問題点

嚥下障害を有する患者を診る場合，通常の問診とともにスクリーニング検査を行う。後述するが画像検査が困難な在宅では有用な方法である。

1）臨床的評価の方法

反復唾液嚥下テスト（repetitive saliva swallowing test；RSST）

特別な器具など必要なく行える手技である。30秒間に何回嚥下を行えるかを調べる検査である。30秒間に3回未満の場合，嚥下障害を有する可能性がある（**表1**）。感度，特異度は0.98，0.66と感度が高い[7)8)]。

改訂水飲みテスト（modified water swallowing test；MWST）

冷水3mLを口腔底に注ぎ，嚥下を命じて判定を行う手技である（**表2**）[9]。

フードテスト（food test；FT）

プリンを茶さじ1杯舌背にのせ，嚥下を命じる。判定はMWSTと似ているが，口腔内の残留を確認する点で評価がやや異なる（**表3**）[10]。

表1　反復唾液嚥下テスト

方法	人差し指と中指で甲状軟骨触知 30秒間何回空嚥下できるかを数える 喉頭隆起が完全に人差し指または中指を超えたら1回と数える
判定	3回未満は陽性

表2　改訂水飲みテスト

方法	冷水3mLを口腔底に注ぎ込み嚥下 嚥下後反復嚥下を2回
判定	1. 嚥下なし：むせる and/or 呼吸切迫 2. 嚥下あり：呼吸切迫 3. 嚥下あり：呼吸良好，むせる and/or 湿性嗄声 4. 嚥下あり：呼吸良好，むせない 5. 4に加え，反復嚥下が30秒以内に2回可能

表3　フードテスト

方法	プリン茶さじ1杯（約4g）を舌背全部に置き嚥下 嚥下後反復嚥下を2回
判定	1. 嚥下なし：むせる and/or 呼吸切迫 2. 嚥下あり：呼吸切迫 3. 嚥下あり：呼吸良好，むせる and/or 湿性嗄声，口腔内残留中等度 4. 嚥下あり：呼吸良好，むせない，口腔内残留ほぼなし 5. 4に加え，反復嚥下が30秒以内に2回可能

2) 臨床的評価の問題点

これらの臨床評価の問題はいずれも不顕性誤嚥を検出できない点にある。そのため，臨床のスクリーニング検査だけで判断するのは危険である。

4 画像検査

嚥下の画像検査には，嚥下造影検査（videofluoroscopic examination of swallowing；VF）と嚥下内視鏡検査（videoendoscopic examination of swallowing；VE）がある。いずれの検査も臨床評価とは異なり不顕性誤嚥を検出できる利点を有する。

VFはX線透視装置が必要となるが，VEは喉頭ファイバーとビデオカメラシステムがあれば場所を選ばず検査を行うことができるため，近年在宅医療の場面でも用いられるようになった。

VFとVEの比較を**表4**に示すが，VEでは場所を選ばないこと，模擬食品ではなく実際の食事を検査に用いることができる点でVFに勝っている。ただし，VEでは嚥下中の動態はホワイトアウト（咽頭収縮中は咽頭腔が閉鎖するため，ハレーションで画面が白くなる現象）のため観察することができないこと，喉頭侵入や誤嚥の確認は嚥下後の状態を観察して行うため，一部の誤嚥を見逃す可能性があることがある。しかし，在宅という限定された環境で行うには十分な情報を得られるため，可能であれば行うべき検査である。

VEで見るべきポイントは，鼻咽腔閉鎖の確認，分泌物や食物の咽頭腔（喉頭

表4　VEとVFの比較

VE	VF
直接的画像	間接的画像（X線画像）
三次元的画像	二次元的画像
咽頭腔内視野	体内構造物同定可能
口腔運動観察不能	口腔運動観察可能
嚥下反射時観察不能	嚥下反射運動観察可能
視野安定性に問題	視野安定性は良好
食物加工が不要	造影剤付加が必要
被曝なし	被曝あり
ポータブル，ベッドサイド	遮蔽室，患者の移動
ファイバーの苦痛，阻害	苦痛なし

蓋谷や梨状窩）の残留，発声時や息こらえ時の声門閉鎖，嚥下後の喉頭前庭内残留，誤嚥である。

5 病態生理

嚥下障害を理解する上で病態生理は非常に重要となる。病態を理解することで，どこに対してアプローチするかが変わるからである。病態を考えるにあたり，口腔期と咽頭期に分けて問題点を整理するのが理解しやすい（表5）。

1）口腔期

口腔期の機能は，食物をかみ砕き，食塊形成を行い咽頭腔へ輸送することにある。口腔期の問題には口唇閉鎖不全，保持能力の低下，咀嚼の問題，輸送の障害がある。口唇閉鎖不全では咀嚼や送り込みのときに口唇から食物の漏れを認める。保持能力の低下では，摂取量が増えたときに口唇からの食塊の漏れや，咽頭への送り込みが起きる前に食物が咽頭腔へ落ちる。咀嚼の問題ではかみ砕くことが不十分となり，食物が塊のまま咽頭腔へ輸送される。輸送の障害では，嚥下後の口腔内残留として認められる。

2）咽頭期

咽頭期は，咽頭腔から食道へ食塊を輸送するのがその機能である。咽頭期での問題点は誤嚥や喉頭侵入，喉頭蓋谷や梨状窩の残留がある。誤嚥は嚥下惹起

表5　口腔期，咽頭期の問題点

口腔期	食物の取り込み
	咀嚼・押しつぶし
	口唇からの漏出
	口腔内保持
	食塊形成
	口腔残留
	咽頭への送り込み

咽頭期	嚥下反射惹起時間
	口腔への逆流
	鼻咽腔への逆流
	食道入口部の通過
	食物通過経路
	喉頭侵入
	誤嚥
	むせの有無
	嚥物の喀出
	喉頭蓋谷残留
	梨状陥凹残留

前か嚥下中か嚥下後かで原因が異なってくる。嚥下前誤嚥では口腔期での保持能力の問題などで認める。嚥下中誤嚥では喉頭挙上不全や声門閉鎖不全，嚥下後誤嚥では残留が原因となる。残留では咽頭収縮力低下や食道入口部の開大不全が原因となる。

6 代表的な嚥下訓練

代表的な訓練方法を**表6**に示す。訓練は病態に合わせて選択するのであって，疾患で区別するものではない。訓練の内容は病態の理解と同じように，主に口腔期と咽頭期に分けて考える。

1）口腔期

口腔期の訓練としては，口唇や舌の訓練が中心となる。口唇の訓練では，主に口唇閉鎖が弱いときに筋力増強を目的として口唇閉鎖訓練を行う。

口唇閉鎖訓練では受動的な訓練と自動運動訓練に分けられる。受動的な訓練

表6 代表的な嚥下訓練

	目的	訓練名
口腔期	口唇閉鎖強化	口唇閉鎖訓練
	食塊送り込み，咽頭内圧上昇強化	舌抵抗訓練
咽頭期	嚥下惹起性改善	冷圧刺激 のどのアイスマッサージ K-point刺激法
	嚥下惹起性改善，協調性改善	チューブ嚥下訓練
	鼻咽腔閉鎖強化	ブローイング訓練
	咽頭収縮強化	前舌保持嚥下
	咽頭収縮強化，食道入口部開大強化	メンデルソン手技
	声門閉鎖強化	息こらえ嚥下法 強い息こらえ嚥下法 プッシング・プリング訓練
	食道入口部開大強化	頭部挙上訓練 開口訓練 バルーン法 顎突出嚥下法
	残留減少	努力嚥下
	残留除去	交互嚥下 複数回嚥下 咳嗽訓練

では主に口唇の他動的な運動であり，口輪筋の動きを促す。一方，自動運動では抵抗運動を用いて積極的な筋力増強を行う。方法としては，ストローや舌圧子などを口唇で挟んで保持する方法など多くの方法が存在する。舌の訓練では，舌圧が弱いときには舌の自動運動や抵抗運動を行う。抵抗運動を行うために舌圧子の使用や，ペコぱんだ®などの器具を用いる方法などがある。

2) 咽頭期

咽頭期では主に，嚥下惹起の誘発，咽頭収縮の強化，食道入口部の開大，声帯閉鎖の促通，残留除去を目的とした訓練が行われる。

嚥下惹起の誘発には，冷圧刺激やK-point刺激（臼歯後三角内側最後部の左刺激）が用いられる。冷圧刺激は多くの患者に適応となるが，K-point刺激は主に仮性球麻痺患者が適応となる。咽頭収縮の強化では，前舌保持嚥下訓練，努力嚥下，メンデルソン手技などが行われる。前舌保持嚥下は挺舌した状態の舌を軽く上下の切歯で保持して，空嚥下する訓練である。努力嚥下は嚥下時にのどに力を入れて飲む方法で，舌根部の後退運動を促す訓練である。食道入口部の開大を目的とした訓練では頭部挙上訓練，開口訓練，バルーン拡張法，顎突出嚥下法が行われる。

臨床で最も用いやすいのが，頭部挙上訓練と開口訓練であろう。どちらも舌骨上筋群の筋力増強を行い，喉頭の前上方への運動を改善させ食道入口部の開大を図る訓練である。頭部挙上は筋力がかなり弱っている患者ではできないこともあり，その場合には変法や開口訓練を用いる。

声帯閉鎖の訓練では，息こらえ嚥下法や強い息こらえ嚥下法，プッシング・プリング訓練を行う。息こらえ嚥下は大きく息を吸って，息をこらえて飲み込み，息を吐く嚥下方法で，喉頭前庭の閉鎖や声門閉鎖を確実にするための方法である。プッシング・プリング訓練は，机や壁などを押すときに反射的に息こらえが起きることを利用する訓練方法である。残留除去目的に行われる訓練としては，咳嗽訓練や複数回嚥下の指導を行う。

7 在宅管理での注意すべき点

現在，多くの脳卒中患者が急性記や回復期から在宅へ戻る。ここで大変問題なのが，実際には嚥下障害があるにもかかわらず，まったく検査もされずに通常の食事で在宅に戻されているケースや，本来の能力以下の食形態となっているケースが外来診療や訪問診療で少なからずいることである。また，在宅後も嚥下機能が改善するケースや悪化するケースがあるにもかかわらず，まったく評価もされていないことである。そのため，問診による嚥下障害を疑う症状の確認，前述したスクリーニング検査は定期的に必ず行うべきである。

問診で聞くべきことは，むせや咳の有無，むせるときの状況，発熱の有無や痰の有無などである。嚥下障害が疑われるとき，悪化が疑われるときには画像検査を行うべきである。

8 画像検査ができないときの訓練選択のポイント

実際の在宅管理を行う場合，検査が必要にもかかわらず社会的な背景や，本人家族の意志によって検査ができないこともある。しかし，診察でもある程度嚥下の病態を推察できるため，そのポイントについて概説する

1) 湿性嗄声

発声時に，うがいをするような音かどうか確認する。湿性嗄声が認められるときは，咽頭腔や喉頭内の残留を認めることが多い。このような場合は残留除去のために咳払いや，追加嚥下，交互嚥下などの指導を行う。

2) 口唇からの漏れ

実際に食物を口腔内に入れ，咀嚼を命じる。その際に口唇から食物が口唇から漏れるか確認する。漏れが認められる場合は口唇閉鎖不全があるため，口唇閉鎖訓練を指導する。

3) 口腔内の残留

嚥下後に口腔内の残留を観察する。口腔内の残留は舌での食塊の取り込みや咽頭へ送り込みの障害となるため，舌運動訓練を指導する。

4) 嚥下時のむせ

嚥下時のむせは，ほぼ誤嚥によるものである。臨床場面では嚥下前や嚥下後誤嚥の区別は困難だが，まず安全な食形態の変更を行う。

まとめ

➡ 脳在宅管理の状態でも嚥下機能は改善，悪化のどちらの可能性もある。

➡ 定期的なスクリーニング検査を行い，必要時は画像検査を行う。

➡ 臨床評価のみでも病態の推察は可能なため，画像検査ができない場合でも病態生理を考え，訓練や対応を考える。

文 献

1) 厚生労働省：平成26年(2014)患者調査の概況．2015.
[https://www.mhlw.go.jp/toukei/saikin/hw/kanja/14/dl/kanja.pdf]
2) 厚生労働省：平成28年 国民生活基礎調査の概況．2017.
[https://www.mhlw.go.jp/toukei/saikin/hw/k-tyosa/k-tyosa16/dl/16.pdf]
3) Martino R, et al：Stroke. 2005；36(12)：2756-63.
4) Mann G, et al：Stroke. 1999；30(4)：744-8.
5) Smithard DG, et al：Dysphagia. 1997；12(4)：188-93.
6) 厚生労働省：平成29年(2017)人口動態統計(確定数)の概況．2018.
[https://www.mhlw.go.jp/toukei/saikin/hw/jinkou/kakutei17/dl/00_all.pdf]
7) 小口和代，他：リハ医．2000；37(6)：375-82.
8) 小口和代，他：リハ医．2000；37(6)：383-8.
9) 才藤栄一：平成11年度厚生科学研究費補助金(長寿科学総合研究事業)「摂食・嚥下障害の治療・対応に関する統合的研究」総括研究報告書．摂食・嚥下障害の治療・対応に関する統合的研究，平成11年度厚生科学研究費補助金研究報告書，p1-18，1999.
10) 向井美惠：非VF 系評価法(フードテスト)の基準化．平成11年度長寿科学総合研究事業報告書(摂食・嚥下障害の治療・対応に関する統合的研究)，p43-50，2000.

岡崎英人，水野志保，園田 茂

3 失語症，高次脳機能障害のリハビリテーション

1 高次脳機能障害後のリハビリテーションとは

高次脳機能障害とは，脳損傷に起因する知的機能の低下，注意障害，記憶障害，遂行機能障害，社会行動障害などを含む総称である。

注意障害とは何か。Sohlbergらは注意の構成要素として，①focused attention刺激に反応すること，②持続性，③選択性，④転換，⑤分配の5つを挙げている。この5要素は中央監視注意システムによって制御されていると提唱している[1)]。

遂行機能とは何か。Lezakらは①意志または目標の設定，②計画の立案，③目的ある行動または計画の実行，④効果的に行動することと定義している[2)]。

社会行動障害とは何か。武澤らは，頻度の高い順に①易怒性，暴言，大声，暴力，②意欲，発動性の低下，③固執，④対人技能の拙劣さ，⑤金銭管理困難を挙げている[3)]。

脳卒中の急性期治療を終えて，急性期病院から回復期リハビリテーションを経て，自宅などに退院した場合は，回復期で高次脳機能のスクリーニングを受け，問題があれば精査および訓練が行われている。一方で脳卒中後，運動機能に問題がないか，軽微な障害で急性期病院から歩いて直接自宅退院可能であった場合に，退院してから，家族など周囲の人が高次脳機能障害に気がつくこともある。いずれの場合も脳卒中後，高次脳機能障害を有する患者は，生活期においては地域のかかりつけ医で内科的フォローアップを受けていることが多いだろう。

生活期において，初めて高次脳機能障害が疑われたときは，まずは日常生活において，発症前と比べてどのように異なっており，困っているのかというエピソードを，本人だけでなく家族から聞きとったり，書き出してもらう。高次脳機能障害のうち，特に注意障害，遂行機能障害，社会行動障害を疑う症状の例を**表1～3**に挙げた。

覚醒しており，机上の検査が実施可能であれば，全般的知能のスクリーニング検査や前頭葉機能のスクリーニング検査を行うとよい。Montreal Cognitive Assessment日本語版（MoCA-J），Mini Mental State Examination（MMSE）や前頭葉簡易機能検査法（Frontal Assessment Battery at bedside；FAB。**表4**）[4]などを行ってみる。

スクリーニング検査は5～10分程度で可能で誰でも検者となることが可能であり，普及している。スクリーニング検査では正常範囲で異常を検出できないことも多い。スクリーニング検査が正常であった場合でも，先に問診した内容が家庭生活や社会生活を継続するのに支障をきたしているのであれば，都道府県の高次脳機能障害・支援拠点機関やリハビリセンターなどに紹介することも選択のひとつとなる（**図1**）。

拠点機関で行われている高次脳機能の精査，神経心理学的検査は，患者にとって時間および精神的負担が大きい。患者が今後生活していく上で，現状の

表1　注意障害の症状の例

- 取り組んでいるタスクに集中できない
  周囲に気がそれる
- すぐにあきる。長続きしない
- 見落としやミスが多い
- 切り替えができずに固執する
- 処理速度が遅い

表2　遂行機能障害の症状の例

- 自分で計画を立ててものごとを実行することができない
- 複数の事柄を，優先順位をつけて，処理していくことができない
- 予定通り進まなかったとき，修正ができない。予想外のことが起こったときに対処ができない（問題解決能力）
- 自分の未来が描けず，生涯設計ができない

表3　社会的行動障害の症状の例

- 自分の思い通りにならないと，興奮して大声を出す，暴力を振るう
- 待てない
- 他人の失敗，誤りに対し，寛容でない，いらつく
- 遅刻する，仕事などを理由もなく休む
- 片づけられない

表4　前頭葉機能検査（FAB）

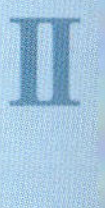
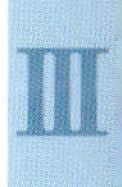
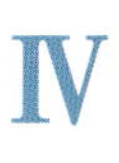
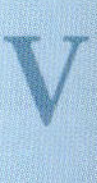

■質問1　概念化
似ているところは?
「バナナ」と「みかん」は?
「テーブル」と「いす」は?
「チューリップ」，「バラ」と「菊」は?
【得点】3問正答：3点，2問正答：2点，1問正答：1点，正答なし：0点

■質問2　知的柔軟性
「“か” から始まる言葉をできるだけたくさん挙げてください」
▶制限時間は60秒間，10語言えたら終了。
【得点】10個：3点，6～9個：2点，3～5個：1点，0～2個：0点

■質問3　行動プログラム（fist-edge-palm）
被験者が右利きの場合は，テスターは左手で（被験者とテスターが鏡の状態になるように）以下の（1）～（3）を行う。
●指示①
「私がやることをよく見ていてください」
▶テスター自身の右手を，手のひらを上にして机の上に置き，
（1）自分の左手をグーにして，自分の右手のひらを叩く。
（2）次にその左手をパーにして（手刀で），自分の右手のひらを叩く。
（3）最後に，左手をパーのままで，手のひら同士を合わせる（拍手）。
以上の連続動作を1組とし，それを3回繰り返す。
●指示②
「では，右手を使って同じことをしてみましょう。まず，私と一緒にやります。次にひとりでやっていただきますのでよろしくお願いします。それでは一緒にやってみましょう」
▶被験者と一緒に，上記（1）～（3）の連続動作を3回繰り返す。
●指示③
「今度はひとりでやってみましょう」
【得点】ひとりで連続動作を6回以上できたとき：3点，ひとりで連続動作を3回以上できたとき：2点，ひとりではできないが（指示②で）テスターと一緒なら連続動作を3回できたとき：1点，それ以外：0点

■質問4　反応の選択
［練習］
●指示①
「次のゲームは2つの約束があります。1つ目の約束は，私が指で1回ポンと叩いたら，続けて自分の指で2回ポンポンと叩いてください」
●指示②
「2つ目の約束は，私が指で2回ポンポンと叩いたら，自分の指で1回ポンと叩いてください」
▶ポンポン・ポンポン・ポンポン（2－2－2）と指でタップし，1回ごとに被験者に続けて指でタップさせる（正解は1－1－1）。
［本番］
●指示③
「では今の2つの約束を使って，私に続いて，自分の指で叩いてください」
▶テスターは下記の回数を指でタップし，1回ごとに被験者に続けて指でタップさせる。1－1－2－1－2－2－2－1－1－2（計10の連続動作。正答は2－2－1－2－1－1－1－2－2－1）。
【得点】失敗なし：3点，失敗2回まで：2点，失敗3回以上：1点，テスターと同じ回数指でタップしてしまうことが続けて4回以上ある：0点，まったく叩かない・すべて1回（2回）叩く・ただ叩いている：0点

（次頁に続く）

〔表4　続き〕

■質問5　Go/No-Go
［練習］
●指示①
「今度は約束が変わります。1つ目の約束は，私が指で1回ポンと叩いたら，同じように自分の指で1回ポンと叩いてください」
▶ポン・ポン・ポン（1－1－1）とタップし，1回ごとに被験者に続けて指でタップさせる（正解は1－1－1）。
●指示②
「2つ目の約束は，私が指で2回ポンポンと叩いたら，あなたは叩かないでください」
▶被験者が指示を理解したかどうか確認して練習する。指を動かし，ポンポン・ポンポン・ポンポン（2－2－2）と指でタップする（正解は0－0－0）。
［本番］
●指示③
「では，今の2つの約束を使って，私に続いてやってみましょう」
▶テスターは下記の回数を指でタップし，1回ごとに被験者に続けて指でタップさせる。1－1－2－1－2－2－2－1－1－2（正答は1－1－0－1－0－0－0－1－1－0）。
【得点】失敗なし：3点，失敗2回まで：2点，失敗3回以上：1点，テスターと同じ回数指でタップしてしまうことが続けて4回以上ある：0点，まったく叩かない・すべて1回（2回）叩く・ただ叩いている：0点

■質問6　自主性
●指示①
「手のひらを上にして，両手を机の上にのせてください」
●指示②
「私の手を握らないでください」
▶テスターは，自分の両手を被験者の手のそばによせ，手のひらを合わせるようにそっとつけ，手を握らないでじっとしていられるか1～2秒間観察する。
▶もし握ってしまった場合には，「私の手を握らないでください」と，もう一度言ってから，同じ動作を繰り返す。
【得点】被験者がテスターの手を握らなかった場合：3点，被験者が躊躇して，どうしたらよいのか聞いた場合：2点，被験者が躊躇せずにテスターの手を握った場合：1点，注意されたあとにもテスターの手を握った場合：0点

（初版の原著は文献4。川島隆太翻訳による2006年6月改訂版をもとに作成）

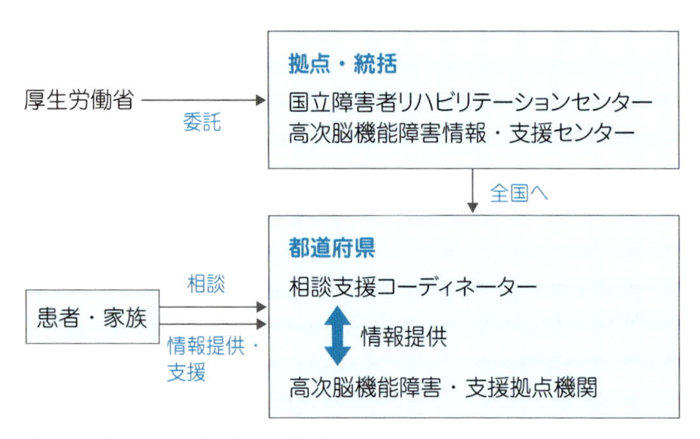

図1　高次脳機能障害支援普及事業

能力を把握し，訓練や対策を講じる必要があるときに限って行い，強要するものではない。検査結果は本人，家族や支援者などにフィードバックする。問題点の対処方法を提案し，対処方法を実践したら患者家族側からもフィードバックしてもらい，方法を修正していくことが必要となる。

通常，リハビリ訓練は目標を立てて行うものである。まず実現可能と考えられる大きな長期目標を明確に設定したほうがよい。目標は学業復帰，社会復帰，家庭生活復帰など年代，個人によって異なってくる。小さな短期目標を立てて，プログラムを組み立てて進めていく。

認知機能は階層構造から成り立つという，神経心理ピラミッドが考案されている(図2)。低位層の機能の基盤の上に高位層の機能は成り立っていることを示している。今，患者がどの階層にいるのかを治療者は確認し，患者にも自覚してもらう。階層に適した機能評価，目標設定，機能障害に対する訓練を行うように互いに意識する。

個々の機能障害の対する訓練，すなわち記憶障害に対する記憶の訓練，注意障害に対して注意を向上させる訓練，遂行機能障害に対して遂行機能の訓練は，認知リハビリテーションの包括的アプローチのうちの要素の訓練としてそれぞれ行われている(表5)。

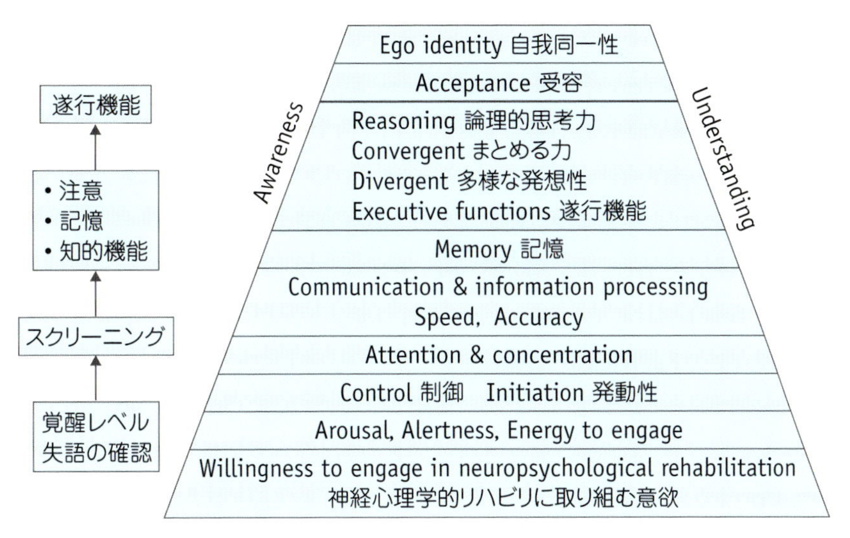

図2　神経心理学的検査の流れ
(Ben-Yishay Y, 他〔監修〕, 立神粧子：前頭葉機能不全 その先の戦略. 医学書院, p59, 2010)

表5　認知リハビリテーションの包括的アプローチ

機能障害に対するアプローチ	各要素（記憶・注意・遂行機能）に対する訓練 内的代償も利用
代償	外的代償 （例）記憶障害に対し，外的補助手段・道具を利用する 注意の持続。持続可能な作業時間を設定する
行動変容	社会行動障害に対し，不適切行動が改善されたら成功報酬
環境調整	ダブルチェック，監視など

1）記憶障害のリハビリ

内的ストラテジー

言語的ストラテジーとして代表的なものに，PQRST法（Robinsonら，1960）がある。Preview（全体の文脈にざっと目を通す），Question（要点に対する質問をつくる），Read（質問に答えられるように精読する），State（記述する），Test（質問に答える）というものである[5]。新聞記事や物語を覚えるための戦略で，新しい知識を獲得するのに有用である。

視覚的ストラテジーとしては，言葉を視覚イメージに置き換えたり，結びつけて覚える方法がある。

外的ストラテジー

外的ストラテジーとしての代償方法では，スマートフォンやタブレットのカレンダー機能の利用などがある。展望記憶（未来の予定，約束などの記憶）に役立つ。スケジュールを入力しておき，時間になったら，アラームが鳴って画面に表示するように設定する。メモリノートや紙のカレンダーに自分で記入する方法では，記入すること，必要時にそれを見て思い出すことを習慣づける必要がある。

記憶障害がありながらも社会生活を継続するためには，外的ストラテジーを利用して，自己解決し，他人に何度も同じことを聞くことを減らせるとよいだろう。

領域特異的訓練

日常生活において実用的に役立つ知識の獲得と維持を目的とする[6]。日常生活に必要な知識は個人によって異なる。社会復帰であれば，通勤や仕事の作業手順を覚えたりと様々である。別の場面での一般化は困難である。

2）失語症のリハビリ

SLTA，WABによる再評価

回復期において，既に失語症のスクリーニングやタイプ診断，重症度の判定は行われているだろう。復職している，またはめざしているのであれば，維持期においても再評価は行ったほうがよい。標準失語症検査（Standard Language Test of Aphasia；SLTA）は，聞く，話す，読む，書く，計算の5項目 計26検査で構成されており，かな一文字，単語，短文，文章での課題がある[7]。

ほかにWestern Aphasia Battery（WAB）の日本語版も利用される[8]。

得点から全失語，Broca失語，Wernicke失語，健忘失語，超皮質性感覚性失語，伝導失語の分類がなされる。WABにはⅦ行為の下位検査が含まれており，失行の評価としても利用されている。口頭指示にしたがって，ゼスチャーや道具の使用の模倣が可能かを見るものである。

聴覚理解が低下してれば，意味訓練，絵など併用して行う。文字の読解力が温存されていれば併用する。発話が低下していれば，音韻訓練，構音訓練，呼称，文での説明などレベルに応じた訓練を行う。喚語困難があれば，迂回表現を利用し伝える練習なども行われる。訓練したことが，生活期において汎化して，日常で機能的なコミュニケーションが取れるようになるには，社会的交流に参加し，質的，量的に言語を利用する環境におくことが望ましい。

CIATによる訓練

慢性期の脳卒中後の失語の患者に対する訓練として，constraint-induced aphasia therapy（CIAT）がある。上肢の麻痺の機能回復目的で行われている麻痺肢の強制利用訓練（CI療法）を失語の訓練方法に応用したものである。

ゼスチャーなど非言語的な手段を制限して，①言語によるコミュニケーションを行うよう強く勧める（constraint），②1日3時間，10日間の集中訓練（massed practice/high intensity），③患者の言語能力，進捗に合わせて課題の難易度を段階的に調整すること（shaping）で，通常訓練群と比較し，言語能力の改善を認めたと報告されている[9]。これに追加して，家族と毎日会話するとさらに効果が上がるとしている。

生活期においては，非言語的代償手段を完全に制限するのではなく，患者があらゆる代償手段を用いて表現することで，自発語，話を引き出すきっかけとなるのではないかと期待されている[10]。

薬物療法

失語症に対する薬物療法としてHillisらはSSRIを挙げている。抑うつの有無や病変の部位，大きさにかかわらず，上側頭回（腹側意味処理系）および上縦束/弓状束〔superior longitudinal fasciculus（SLE）/arcuate fasciculus（AF）；背側音韻処理系〕に病変のある脳卒中患者に対し，SSRIを使用すると呼称が改善したと報告している[11]。

2 リハビリを支える社会福祉制度（図3）

1) 障害者総合支援法

2013年4月1日に，障害者総合支援法（地域社会における共生の実現に向けて新たな障害保健福祉施策を講じるための関係法令の整備に関する法律）が施行された。都道府県は，高次脳機能障害者への支援拠点機関および支援コーディネーターを配置し，高次脳機能障害者に対する専門的な相談支援，関係機関との地域支援ネットワークの充実，高次脳機能障害に関する研究等を行い，適切な支援が提供される体制を整備すること。また，自治体職員や福祉事業者等を対象に研修を行い，地域での高次脳機能障害者支援の啓発と普及を図ることが定められた（図1参照）。

2) 障害者手帳

障害者手帳を所持することで，各種の税金や公共料金等の控除や減免，公営住宅入居の優遇，障害者法定雇用率適用などのサービスを受けられる。また，障害福祉サービスが利用可能となる。サービスの対象者や内容は，自治体により異なる。失語症は，厚生労働省の定める診断基準に該当すれば，言語機能の著しい障害（4級）または言語機能の喪失（3級）で申請可能である。都道府県の指定医は診断書の作成が可能である。

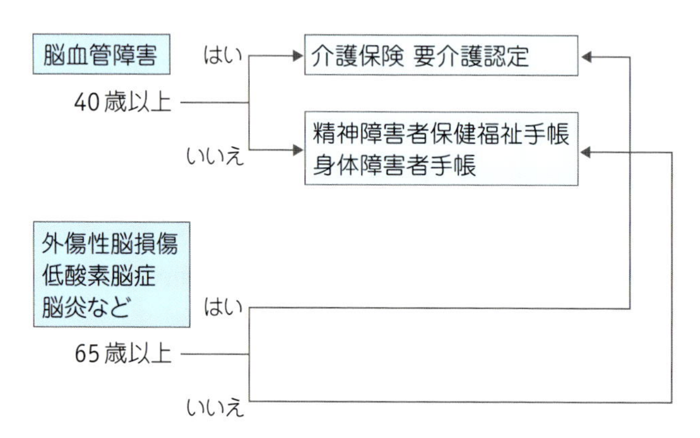

図3 高次脳機能障害で使用可能な福祉サービス

3) 精神障害者保健福祉手帳

高次脳機能障害によって日常生活や社会生活に支障，制約があると診断されれば精神障害者保健福祉手帳の申請対象になる。「精神障害者保健福祉手帳の障害等級判定基準」では，⑥の器質性精神障害の(b)として，高次脳機障害が明記されている。申請時に必要な診断書は，精神科，リハビリテーション科，神経内科医，脳神経外科医師で記載可能である。高次脳機能障害の診断基準は**表6**に示した。

また能力障害（活動制限）の状態として，下記の項目が挙げられている。

①調和の取れた適切な食事摂取ができない。

②洗面，入浴，更衣，清掃等の身辺の清潔保持ができない。

③金銭管理能力がなく，計画的で適切な買物ができない。

④通院・服薬を必要とするが，規則的に行うことができない。

⑤家族や知人・近隣等と適切な意思伝達ができない。協調的な対人関係をつくれない。

⑥身辺の安全を保持したり，危機的状況に適切に対応できない。

⑦社会的手続をしたり，一般の公共施設を利用することができない。

⑧社会情勢や趣味・娯楽に関心がなく，文化的社会的活動に参加できない。

（①～⑧のうちいくつかに該当するもの）

表6　高次脳機能障害の診断基準

Ⅰ．主要症状等
1. 脳の器質的病変の原因となる事故による受傷や疾病の発症の事実が確認されている。
2. 現在，日常生活または社会生活に制約があり，その主たる原因が記憶障害，注意障害，遂行機能障害，社会的行動障害などの認知障害である。

Ⅱ．検査所見
MRI，CT，脳波などにより脳の器質的病変がある。

Ⅲ．除外項目
1. 脳の器質的病変に基づく認知障害のうち，身体障害として認定可能である症状を有するが上記主要症状（Ⅰ―2）を欠く者は除外する。
2. 受傷または発症以前からある症状と検査所見は除外する。
3. 先天性疾患，周産期における脳損傷，発達障害，進行性疾患を原因とする者は除外する。

Ⅳ．診断
1. Ⅰ～Ⅲをすべて満たした場合に高次脳機能障害と診断する。
2. 高次脳機能障害の診断は脳の器質的病変の原因となった外傷や疾病の急性期症状を脱した後において行う。
3. 神経心理学的検査の所見を参考にすることができる。

（厚生労働省社会・援護局障害保健福祉部，他〔編〕：高次脳機能障害者支援の手引き 改訂第2版．国立障害者リハビリテーションセンター，2008をもとに作成）

まとめ

- ➡ 脳卒中後，高次脳機能障害や失語がある状態での生活期が一生涯続く。高次脳機能障害，失語の機能障害に対する訓練は，医療的リハビリが終了した生活期において，療法士と患者が一対一での行う訓練はないか，あってもごく低頻度となる。
- ➡ 回復期までに改善した機能を向上させたり，維持していくためにはどうしたらよいだろうか。発動性の保たれている患者であれば，やる気を駆り立てる目標を持ち続けること，目標実現のために，機能回復，代償手段の訓練を自主的に続けること，家族等周囲の人々はそれを支援，実現する環境づくりに努めること，これらが適切に行われているかをリハビリに関わるスタッフは見守り，助言すること，そうして患者が社会から孤立せず，生活していくことができれば理想的である。
- ➡ また周囲の人々が疲弊しないで生活し続けられるように，社会保険制度，サービスを適宜利用する。

文献

1) Sohlberg MM, et al：Cognitive Rehabilitation：An Integrative Neuropsychological Approach. Guilford Press, p130-1, 2001.
2) Lezak MD, et al：Neuropsychological Assessment. 5th ed, Oxford University Press, 2012.
3) 武澤信夫：高次脳機能障害の社会的行動障害による社会参加困難事例に関する精神科医療機関の調査．平成30年度高次脳機能障害支援拠点 第1回支援コーディネーター全国会議，2018.
[http://www.rehab.go.jp/application/files/7915/3206/1198/2-1-1.pdf]
4) Dubois B, et al：Neurology. 2000；55(11)：1621-6.
5) Moffat N：Strategies of memory therapy. Clinical management of memory problems. Singular Publishing Group, p86-119, 1992.
6) Schacter DL , et al：Memory Remediation：Restoration, Alleviation, and the Acquisition of Domain-Specific Knowledge. Clinical Neuropsychology of Intervention. Springer, p257-82, 1986.
7) 日本高次脳機能障害学会（編）：標準失語症検査マニュアル 改訂第2版．新興医学出版社，2003.
8) WAB失語症検査（日本語版）作製委員会（編）：WAB失語症検査 日本語版．医学書院，1986.
9) Pulvermüller F, et al：Stroke. 2001；32(7)：1621-6.
10) Rose ML：Am J Speech Lang Pathol. 2013；22(2)：S227-S239.
11) Hillis AE, et al：Ann Neurol. 2018；83(3)：612-22.

水野志保

V 脳卒中後の患者・家族支援

1 介護保険サービス

1 制度への十分な理解が不可欠

厚生労働省の「平成28年（2016年）国民生活基礎調査」において，要介護5となった原因は，①脳血管疾患（脳卒中）30.8%，②認知症20.4%，③転倒・骨折10.2%の順であり，脳卒中が第1位であった[1)]。

急性期病院や回復期リハビリテーション病棟における脳卒中患者の入院治療は，医療保険を利用している。一方，回復期リハビリテーション病棟退院後は介護保険を利用することが多い。そのため，脳卒中の診療に携わる病院スタッフも介護保険制度を理解しておく必要がある。

2 介護保険制度と要介護認定

介護保険制度は，高齢化の進展に伴う介護ニーズの増大や，介護期間の長期化，核家族化の進行，介護する家族の高齢化など，要介護高齢者を支えてきた家族をめぐる状況の変化をふまえ，高齢者の介護を社会全体で支え合う仕組みとして2000年に創設された[2)]。なお，2000年には回復期リハビリテーション病棟も同時に創設された。

介護保険制度では，市町村（特別区を含む）が運営主体（保険者）となり，国と都道府県が市町村を支援する体制になっている。介護保険制度の被保険者は，原則としてすべての40歳以上の者であり，65歳以上は第1号被保険者，40～

I II III IV V

64歳は第2号被保険者になる。介護サービスは，第1号被保険者では原因を問わず要支援・要介護状態となったときに，第2号被保険者では特定疾病が原因で要支援・要介護状態となったときに受けることができる。

脳血管疾患は特定疾病に含まれるため，回復期リハビリテーション病棟に入院した40歳以上で障害のある脳卒中患者では，要介護認定の申請を行う。一方，脳卒中患者であっても40歳未満であれば要介護認定を申請できない。なお，外傷性脳損傷は特定疾病ではない。

申請手続きについては，病院のソーシャルワーカーが家族に詳しく説明する。本人に代わって，家族，地域包括支援センター，居宅介護支援事業者が申請を代行することができる。申請後，主治医に主治医意見書の作成依頼が届く。また，市町村の職員や市町村から委託されたケアマネジャーによる訪問調査が行われる。主治医意見書と訪問調査をもとに審査が行われ，「非該当」「要支援1」「要支援2」「要介護1」「要介護2」「要介護3」「要介護4」「要介護5」のいずれかに判定される。この要介護度によって保険給付の上限が決まる。

要介護認定の申請から結果通知までには，通常1カ月程度を要する。要介護1～5（要介護者）では，居宅介護支援事業者のケアマネジャーがサービスの利用計画（ケアプラン）を作成し，**介護保険サービス**が提供される。要支援1～2（要支援者）では，地域包括支援センターの保健師などが介護予防ケアプランを作成し，**介護予防サービス**が提供される。

サービス利用時の利用者負担は，1割・2割・3割と所得に応じて異なる。月々の介護サービス費の自己負担額が世帯合計（個人）で上限額を超えた場合には，超過した金額が払い戻される「高額介護（介護予防）サービス費」という仕組みがある。非該当（自立）と判断された場合には，利用者が費用負担して地域支援事業を受けることができる。

3 回復期リハビリテーション病棟から在宅復帰する場合

1）住宅改修サービス

要支援者・要介護者と認定されれば，住宅改修費用の一部が支給される[3)]。改修前に市区町村への申請が必要である。利用者負担は，所得に応じて工事費の1割・2割・3割である。ただし工事費が20万円を超えた分は，利用者負担になる。

2) 福祉用具サービス

心身の機能が低下し日常生活に支障がある場合には，生活支援のための福祉用具を借りることができる。レンタル品は，手すり（工事不要のもの），歩行器，歩行補助杖，スロープがある[3]。要介護2以上ではさらに，車いす，褥瘡防止用具，体位変換機，特殊寝台，認知症老人徘徊感知器，自動排泄処理装置，移動用リフトをレンタルできる。

福祉用具は原則レンタルであるが，再利用に心理的抵抗感を伴うものや，使用により形態・品質が変化するものは販売対象となる。具体的には，腰掛け便座，入浴補助用具，移動用リフトの釣り具の部分，自動排泄処理装置の交換可能部品，簡易浴槽などであり，購入費の一部が支給される。なお，**住宅改修**，**福祉用具貸与**，**特定福祉用具販売**をまとめて**住環境整備**という。

3) 居宅サービス

居宅サービスには，自宅に訪問してもらって利用するサービス（**訪問系サービス**），日帰りで利用するサービス（**通所系サービス**），一時入所して利用するサービス（**短期滞在系サービス**），**住環境整備**の4つがある（**表1**）[3]。

筆者らは，脳卒中患者が自宅退院することに自信が持てない家族には，短期滞在系サービスという介護負担軽減の方法があることを説明している。短期滞在系サービス（短期入所生活介護，短期入所療養介護）は，一時的に自宅での介護が困難となった場合に施設に患者を預けることができるものである。ただし，要介護認定期間の半数まで（有効期間が180日の場合は90日まで），連続して利用できるのは30日までという条件がある。

4) 居宅系施設

回復期リハビリテーション病棟から自宅（あるいは親類宅）への退院以外にも，居住系介護施設等（介護医療院を含む）や有床診療所（介護サービス提供医療機関に限る）への入所も在宅復帰として認められている[4]。居宅系施設には，介護老人福祉施設，有料老人ホーム，認知症高齢者グループホーム，ケアハウス，サービス付き高齢者向け住宅，小規模多機能居宅介護，その他の高齢者施設がある。

独居の高齢者が脳卒中を発症し自宅に戻れない場合には，これらの居宅系施設への入居が検討される。

5) 地域密着型サービス

高齢者が認知症や要介護状態になっても住み慣れた地域で暮らし続けられる

表1　居宅系サービス

a）訪問系サービス		
訪問介護（ホームヘルプサービス）	要介護1〜5	ホームヘルパーが訪問し，食事の介護や日常生活上の支援をする
	要支援1・2	ホームヘルパーが訪問し，利用者が自分でできることが増えるように食事などの支援を行う
訪問入浴介護	要介護1〜5	浴槽を積んだ入浴車で訪問して入浴の介助をする
	要支援1・2	浴槽を積んだ入浴車で訪問して利用者のできる範囲での入浴の手伝いをする
訪問看護	要介護1〜5	看護師や保健師が訪問し，療養上の世話や助言などを行う
	要支援1・2	看護師や保健師が訪問し，介護予防を目的とした療養上の世話や助言などを行う
訪問リハビリテーション	要介護1〜5	リハビリ（機能回復訓練）の専門家が訪問し，リハビリテーションを行う
	要支援1・2	リハビリ（機能回復訓練）の専門家が訪問し，利用者が自分でできる体操やリハビリなどを指導する
居宅療養管理指導	要介護1〜5	医師，歯科医師，薬剤師，看護師，栄養士などが訪問し，療養上の管理・指導を行う
	要支援1・2	医師，歯科医師，薬剤師，看護師，栄養士などが訪問し，介護予防を目的とした療養上の管理・指導を行う
b）通所系サービス		
通所介護（デイサービス）	要介護1〜5	デイサービスで食事・入浴などの介護サービスや生活機能向上の訓練を行う
	要支援1・2	デイサービスで食事・入浴や生活機能の維持向上のための体操や筋力トレーニングを行う
通所リハビリテーション（デイケア）	要介護1〜5	介護老人保健施設などで日帰りのリハビリテーションを行う
c）短期滞在系サービス		
短期入所生活介護（ショートステイ）	要介護1〜5 要支援1・2	介護老人福祉施設などに短期入所して，食事・入浴などの介護サービスや生活機能維持・向上訓練を行う
短期入所療養介護（医療型ショートステイ）	要介護1〜5 要支援1・2	介護老人保健施設などに短期入所して，医学的な管理のもとに医療・介護・機能訓練を行う
d）住環境整備		
住宅改修	要介護1〜5 要支援1・2	住宅改修費用の一部を支給
福祉用具貸与，特定福祉用具販売	要介護1〜5 要支援1・2	生活支援のための福祉用具をレンタルあるいは購入できる（要介護度による制限あり）

（文献3より作成）

ように，介護サービスのひとつとして地域密着型サービスが2006年に始まった。地域密着型サービスは，居住する市町村内で提供されるサービスのみを利用できる。

参考までに，筆者らの勤務する熊本市では，定期巡回・随時対応型訪問介護看護，夜間対応型訪問介護，認知症対応型通所介護，地域密着型通所介護，小規模多機能型居宅介護，看護小規模多機能型居宅介護，認知症対応型共同生活介護，地域密着型介護老人福祉施設入所者生活介護などを利用できる[3)]。

4 施設入所・療養病床への転院（施設サービス）

施設サービスとして，**介護老人福祉施設**，**介護老人保健施設**，**介護療養型医療施設**の3つがある（**表2**）[3)]。施設サービスは要介護者のみが利用でき，要支援者は利用できない。

介護老人福祉施設は入所まで数年待ちという状況であり，脳卒中患者が回復期リハビリテーション病棟から直接入所することはほとんどない。また，療養病床には介護保険適用の**介護療養型医療施設**と，医療保険の**医療保険適用の療養病床**がある。介護療養型医療施設は2017年度末までに廃止される予定になっていたが，経過措置期間が6年間延長され，介護医療院への転換が進められている[5)]。

なお，介護老人福祉施設と介護医療院への転院は在宅復帰とみなされる。

表2 施設サービス

施設	内容	対象	説明
介護老人福祉施設（特別養護老人ホーム）	生活介護が中心	要介護3～5	日常生活で常に介護を必要とし，在宅生活が困難な方が対象 食事・入浴など日常生活の介護や健康管理を受けることができる 要介護1・2の方も一定の要件を満たせば入所できる 施設が少ないため，入所まで数年かかることがある
介護老人保健施設（老人保健施設）	介護やリハビリが中心	要介護1～5	病状が安定し，在宅復帰のためのリハビリテーションに重点を置いた施設 医学的な管理のもとでの介護や看護，リハビリテーションを提供
介護療養型医療施設（療養病床）	医療が中心	要介護1～5	急性期の治療が終わり，病状は安定しているものの，長期間にわたり療養が必要な方が対象の施設 介護体制の整った医療施設（病院）であり，医療や看護などを受けることができる

（文献3より作成）

5 介護保険制度の利用状況

脳卒中に限ったデータではないが，2015年度の全国における**介護保険認定者の割合**は，要支援1が14.3%，要支援2が13.8%，要介護1が19.7%，要介護2が17.4%，要介護3が13.1%，要介護4が12.0%，要介護5が9.7%であった[6]。**サービス受給者数**は，居宅サービスが4,672万人(74.7%)，施設サービスが1,094万人(17.5%)，地域密着型サービスが492万人(7.9%)であり，**保険給付の費用額**でみると，居宅サービスが4兆6,874億円(54.8%)，施設サービスが2兆8,483億円(33.3%)，地域密着型サービスが1兆105億円(11.8%)であった[6]。

脳卒中患者における居宅サービス種類別の利用者の割合は，要介護1では，通所リハビリテーション(38.7%)，通所介護(35.8%)，訪問介護(19.8%)，訪問リハビリテーション(13.2%)の順で多く，要介護5では，訪問看護(81.2%)，訪問介護(65.8%)，居宅療養管理指導(62.4%)，通所介護(50.4%)の順で多かった[7]。

6 介護保険制度以外の利用

40歳未満の脳卒中患者は要介護認定を申請できないため，介護保険制度以外を利用する必要がある。たとえば，医療保険により行われる外来リハビリテーションを利用できる(ただし，2018年12月時点で廃止が検討されている)。医療保険適用の療養病床や有床診療所に転院することもある。また，身体障害者手帳を申請して，**障害者総合支援法**によるサービス(介護給付，訓練等給付，地域生活支援事業)を受けることができる[8]。

7 常に最新の情報を理解

介護保険サービスには様々なものがある。脳卒中患者にとってどのサービスが必要なのかをケアマネジャーと相談して決める必要がある。介護保険サービスは種類が多く複雑なこと，利用金額が要介護度や収入によって異なること，介護保険ではなく医療保険を利用する場合もあることから，患者・家族にとって最善の選択をするためには，ケアマネジャーの力量が重要になる。

なお，介護保険制度は3年ごとに制度改正と報酬改定が繰り返されており[9]，病院スタッフも最新の情報を理解しておく必要がある。

まとめ

- 要介護5となった原因は，①脳卒中30.8%，②認知症20.4%，③転倒・骨折10.2%の順であり，脳卒中が最も多い。
- 回復期リハビリテーション病棟退院後は通常，介護保険を利用する。
- 40歳以上で障害のある脳卒中患者では，要介護認定の申請を行う。
- 40歳未満の脳卒中患者では，身体障害者手帳を申請して障害者総合支援法によるサービスを受ける。
- 介護保険サービスは種類が多く複雑なことから，ケアマネジャーの力量が重要である。
- 介護保険制度に関する最新の情報を理解しておく必要がある。

文献

1) 厚生労働省：平成28年国民生活基礎調査の概況．2017．
〔https://www.mhlw.go.jp/toukei/saikin/hw/k-tyosa/k-tyosa16/dl/16.pdf〕
2) 厚生労働省：平成29年版 厚生労働白書．2017．
〔https://www.mhlw.go.jp/wp/hakusyo/kousei/17/dl/all.pdf〕
3) 熊本市（監修）：ハートページ2018年版 熊本市．プロトメディカルケア，p22-7，2018．
4) 厚生労働省：平成30年度診療報酬改定の概要 医科Ⅰ．2018．
〔https://www.mhlw.go.jp/file/06-Seisakujouhou-12400000-Hokenkyoku/0000198532.pdf〕
5) 厚生労働省：介護療養型医療施設及び介護医療院（参考資料）．2017．
〔https://www.mhlw.go.jp/file/05-Shingikai-12601000-Seisakutoukatsukan-Sanjikanshitsu_Shakaihoshoutantou/0000174013.pdf〕
6) 厚生労働省：平成27年度 介護保険事業状況報告（概要）．2016．
〔https://www.mhlw.go.jp/topics/kaigo/osirase/jigyo/15/dl/h27_gaiyou.pdf〕
7) 金子さゆり，他：厚生の指標．2012；59(8)：15-21．
8) 全国福祉協議会：障害福祉サービスの利用について（平成27年4月版）．
〔https://www.shakyo.or.jp/news/kako/materials/pdf/pamphlet_201504.pdf〕
9) 高橋俊之：パワーリハビリテーション．2015；14：21-39．

徳永 誠，上野誠也，橋本洋一郎

2 社会復帰支援（復職・復学を含む）

1 社会復帰の意味

日本リハビリテーション医学会のリハビリテーション用語検索において，**社会参加**は「社会の中で，人間関係や社会制度に関心をもって実際に参加していくことである。社会参加は，障害の種類や重症度だけではなく，社会側の環境が大きく影響する。本人の社会参加への意志，社会の受け入れ（社会的価値観），バリアフリーなどの環境整備について，それぞれの面からの働きかけが必要である」と記載されている[1]。

この用語検索において，**社会復帰**という用語は記載されていないが，一般的に「病気や事故で社会活動のできなくなった人が，訓練により再び社会人として活動できるようになること」という意味で使われている。社会復帰は，特に**復職**や**復学**という視点で論じられることが多い。

2 復職

1）事業場における治療と職業生活の両立支援のためのガイドライン

厚生労働省は，2016年に「**事業場における治療と職業生活の両立支援のためのガイドライン**」を公表した[2]。このガイドラインは，事業場が，疾病を抱える方々に対して，適切な就業上の措置や治療に対する配慮を行い，治療と職業生活が両立できるようにするため，事業場における取り組みなどをまとめたものである。同ガイドラインでは，職場における意識啓発のための研修や治療と職業生活を両立しやすい休暇制度・勤務制度の導入などの環境整備，治療と職業生活の両立支援の進め方に加え，癌・脳卒中・肝疾患・難病について留意すべき事項をとりまとめている。

脳卒中に関する留意事項の要点を以下にまとめる（**図1**，**表1**）[2)]。

> 脳卒中を含む脳血管疾患の治療や経過観察などで通院している患者数は118万人と推計されており，うち約14%（17万人）が20～64歳の就労世代である。（中略）脳卒中を発症した労働者のうち，職場復帰する者の割合（復職率）は時間の経過とともに徐々に増えていくが，一般に，発症から3カ月～6カ月頃と，発症から1年～1年6カ月頃のタイミングで復職する場合が多い。脳卒中の重症度や，職場環境，適切な配慮等によって異なるが，脳卒中発症後の最終的な復職率は，50～60%と報告されている。
>
> 両立支援にあたっての留意事項は，①再発予防・治療のための配慮が必要な

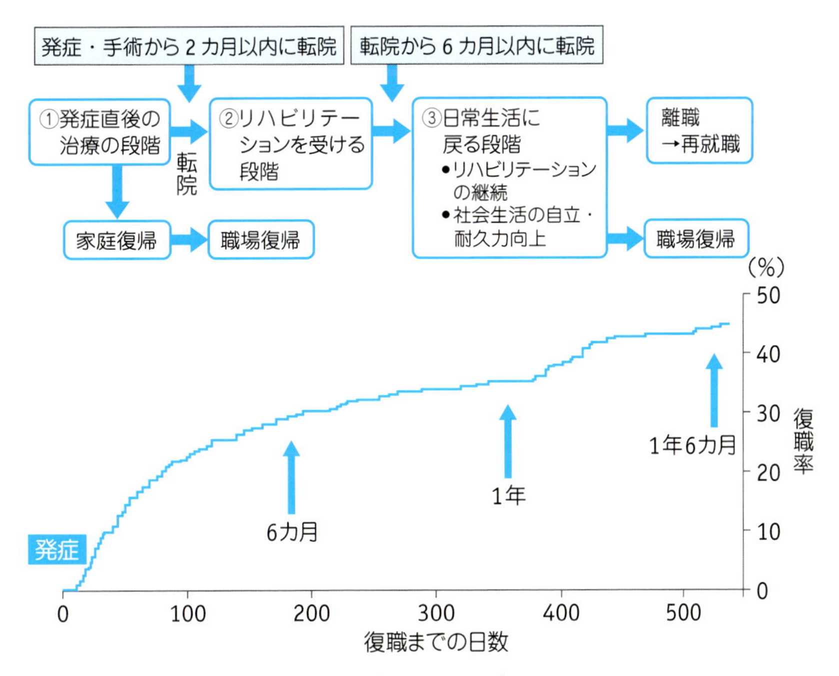

図1　脳卒中発症後の経過と復職率のイメージ

※1　復職率：脳卒中を含む脳血管疾患の患者のうち，元の職場や会社等に職場復帰した患者の割合

※2　わが国の医療制度では，脳血管疾患の患者がリハビリテーション専門の病院（病棟）に転院（転棟）する場合には，発症または手術から2カ月以内に転院（転棟）することと決められている。また，脳血管疾患の患者がリハビリテーション専門の病院（病棟）において入院可能な日数は最大150日～180日と決められている。

※元図は，平成28年度治療と職業生活の両立等支援対策事業　脳血管疾患作業部会において作成

（文献2をもとに作成）

表1　両立支援にあたっての留意事項

(1) 再発予防・治療のための配慮 継続した服薬や通院が必要な場合には，労働者は主治医に通院頻度や服薬回数，服薬に伴い出やすい副作用について確認する。 必要に応じてそれらの情報を事業者に提供する。 事業者は，労働者から服薬や通院に関する申し出があった場合には，配慮する。 痛みやしびれなどの症状，記憶力や注意力の低下が後遺症として残り，就業上の措置を要する場合がある。 労働者は，主治医に出やすい症状やその兆候，注意が必要な時期について確認し，必要に応じてそれらの情報を事業者に伝達する。 事業者は，労働者から体調が悪いという申し出があった場合には，柔軟に対応するなど配慮する。
(2) 障害特性に応じた配慮 病院や主治医がかわるタイミングなどにおいて，労働者と事業者が情報共有する。 労働者は，主治医に障害の有無や程度，職場で配慮すべき事項について確認し，事業者に情報提供する。 事業者は，産業医や保健師・看護師等の産業保健スタッフと連携して，作業転換等の就業上の措置を行う。 事業者は，地域障害者職業センターや障害者就業・生活支援センターに助言を求めることができる。 障害の中には記憶力や集中力の低下など一見してわかりづらく，周囲の理解や協力が得られにくい場合もある。 そのため事業者は，労働者本人の同意のもと，上司・同僚等に情報を開示して，理解が得られるよう対応する。
(3) 復職後の職場適応とメンタルヘルス 職場復帰後に発症前の自身とのギャップに悩み，メンタルヘルス不調に陥る場合がある。 メンタルヘルス不調は，職場復帰直後だけでなく，数カ月後に生じる場合もあり，注意が必要である。 労働者の中にはメンタルヘルス不調により，早まって退職を選択する場合があることに留意する。

（文献2をもとに作成）

こと，②障害特性に応じた配慮が必要なこと，③復職後の職場適応とメンタルヘルス不調に注意が必要なこと，である[2)]。

一方，労働者健康安全機構では「**脳卒中に罹患した労働者に対する治療と就労の両立支援マニュアル**」[3)]を作成している。労働者健康安全機構はさらに，「患者・家族」と「医師・ソーシャルワーカーなどの医療側」と「産業医・衛生管理者・人事労務管理者などの企業側」の三者間の情報共有のために働く**両立支援コーディネーター**の養成も行っている[3)4)]。

2) 日本における復職に関する報告

1990年以降の各国における脳卒中後の復職に関する70編の論文を分析した結果，復職を成功させる要因として，①復職的な方向性を持ったリハビリテーションの提供，②雇用主の柔軟性，③社会保障，④家族や介護者からのサポートが挙げられた[5)]。

1983～2009年に日本で発表された脳卒中後の復職に関する論文は，研究報告が77編，事例報告が23編あった[6]。労災病院の調査では，発症時の年齢，リハビリテーション初回評価時のBarthel Index合計点，肩手症候群，産業医との連携が，脳卒中患者の復職に影響したが，特に産業医との連携の影響が大きかった[7]。

復職支援における問題点として，①患者の因子（重度障害，高次脳機能障害，定年前発症，復職意欲，就労関連知識不足，家族の理解・支援不足），②事業所の因子（派遣社員などの雇用形態，疾病に対する不安，産業医不在，景気），③医療者の因子（就労関連知識不足，復職リハビリテーションプログラムの不備），④医療制度の因子（継続したリハビリテーションが困難，希薄な地域連携）が指摘されている[8]。

脳卒中発症後の早期の段階で復職の可能性を予測するために，脳卒中簡易復職チェックリストが作成された[9]。これは麻痺の程度，日常生活活動（ADL），失行，発症時の職種で復職を予測するものである[9]。

脳外傷者が就労可能となる条件は，①日常生活が自立している，②病状が安定している，③働きたいという強い意志（自発性）がある，④5～6時間の作業と通勤を1週間続ける体力がある，⑤交通機関を1人で安全に利用できる，⑥高次脳機能障害を正しく理解している（病識），⑦高次脳機能障害を補いながら仕事ができる（代償能力），⑧感情のコントロールができること（社会性）と報告されている[10]。高次脳機能障害を伴った脳卒中患者の復職に関しても同様だろう。

病院での復職リハビリテーションを，①入院時に体力づくりと復職へのモチベーションを高める，②退院後の外来では就労の挫折を回避，③復職後は就労維持のためメンタルヘルスを重視という方針で取り組んでいるという報告がある[11]。しかし復職は，作業能力評価の結果よりも，障害者の人柄や雇用サイドの温情や職場の配慮で決まるという一面もある[11]。

3）復職に関する制度

高次脳機能障害のある脳卒中患者の就労支援には，ハローワーク，地域障害者職業センター，障害者就業・生活支援センター，障害者職業能力開発校，就労移行支援，就労継続支援などがある。これらの制度について，**高次脳機能障害情報・支援センター**[12]，**高齢・障害・求職者雇用支援機構**[13]，**労働者健康安全機構**[14]，**厚生労働省**[15]などが情報提供を行っている。

ハローワーク

個々の障害の状況や適性，希望職種等に応じ，職業相談，職業紹介，職場適応のための助言を行っている。障害者に限定した求人のほか，一般の求人に応募することも可能である。面接に同行するサービスや就職面接会も実施している。なお，職業紹介を行うにあたり，地域障害者職業センターにおける専門的な職業リハビリテーションや，障害者就業・生活支援センターにおける生活面を含めた支援を紹介するなど，関係機関と連携して支援を行っている[12)]。

地域障害者職業センター

都道府県に1カ所以上あり，障害者手帳の有無を問わず，障害のある方を対象に，就職・復職に向けての相談，職業能力等の評価，就職前の支援，就職後の職場適応援助などのサービスを提供している[12)]。

障害者就業・生活支援センター

より身近な地域において，雇用，保健福祉，教育等の関係機関の連携拠点として，就業面および生活面における一体的な相談支援を実施している[12)]。

障害者職業能力開発校

障害のある方が働く上で必要な基礎知識や技術を身につけるための職業訓練を行っている。全国19校の障害者職業能力開発校のほか，全都道府県において企業や社会福祉法人，NPO法人，民間教育訓練機関など，地域の多様な能力開発施設を活用して，個々の障害者に対応した内容の委託訓練を実施している[12)]。

就労移行支援

企業等での一般就労等を希望し，知識・能力の向上，実習，職場探し等を通じて，適性に合った職場への就労が見込まれる方を対象としている。標準的な利用期間は2年間で，前期・中期・後期に分けると，前期に基礎体力の向上や集中力・持続力の習得訓練を施設内で行い，中期に職場見学や一般企業での実習，後期に就職活動やトライアル雇用を行う[12)]。

就労継続支援

一般企業等での就職が困難な方が，就労の機会を持つとともに，生産活動を通じて知識と能力の向上のために必要な訓練等を行うことを目的としている。利用者が事業所と雇用契約を結び，原則として最低賃金を保障する「雇用型」と，契約を結ばない「非雇用型」がある。旧支援体系の授産施設や福祉工場などが移行している[12)]。

3 復学

2004年に公表された若年性脳卒中に関する調査において，全脳卒中患者7,245例のうち，1～5歳は4例，6～10歳は16例，11～15歳は11例，16

～20歳は27例，21～25歳は36例であった[16)]。10歳以下は0.28％(20例)，20歳以下は0.80％(58例)という頻度になる[16)]。脳卒中は高齢者に多い病気だが，幼稚園・小学校・中学校・高校・大学・専門学校などに在籍していた脳卒中患者もいる。

復学に関しては，脳卒中患者よりも頭部外傷患者に関する報告が多い。基本的な取り組みは，どちらも同じと考えられる。順調な復学のためには，受傷児側の条件(患者にとって適切な学校を選択する)，家庭側の条件(子どもの障害を客観的に把握し，学習の補助や問題解決に冷静に取り組める)，学校側の条件(校内の環境整備，介護教員配置，教員の積極的な協力，問題が生じた場合の対応)，情報収集(教育プログラム)，家庭・学校・病院の連携，仲間の存在などの面から，課題を把握することが重要である[17)]。

復学に向けて学校側は，①家族から情報を得る，②病院から情報を得る，③病院を訪問して子どもの様子を観察する，④病院での情報交換会に出席する，⑤今後の方針について家族と相談する，⑥学校のスタッフ間で情報を共有する，⑦必要に応じてクラスメートに伝えるというスケジュールを進める[17)]。

復学にあたり具体的にチェックすべき項目は，学校の選択，通学手段，教室，学習面，学習する上で特別なものが必要か，体育の授業，コミュニケーション，食事，排泄，医療面，モチベーション，社会性など様々なものがある[17)]。復学支援のためのクリニカルパスも作成され，その有用性が報告されている[18)]。

病院の相談員，病院内に学校があればその担当者，特別支援教育コーディネーターなどが，前籍校側と定期的に連絡を取り合うなどして，子どもが前籍校側とつながりを保てるようにすることが重要とされる[19)]。病院内に学校がない場合には，入院期間中の教育に関して，近隣の特別支援学校に訪問教育の実施を依頼するか，在籍する学校の管轄教育委員会に教育の保障について相談することができる[19)]。

4 退院のその先の充実をめざして

脳卒中患者の能力と職場あるいは学校で求められる能力との間で違いが大きい場合には，復職や復学は難しくなる。病院では，復職や復学に向けたリハビリテーションを積極的に行い，職場や学校に働きかけて，復職や復学を成功させる必要がある。「就労年齢や就学年齢の患者のゴールは自宅退院ではなく，その先にある復職や復学にある」ことを認識すべきだろう。復職や復学では，産業医・両立支援コーディネーター・特別支援教育コーディネーターの役割が重要であり，その充実が望まれる。

まとめ

- 厚生労働省は「事業場における治療と職業生活の両立支援のためのガイドライン」，労働者健康安全機構は「脳卒中に罹患した労働者に対する治療と就労の両立支援マニュアル」を公表している。
- 脳卒中患者数（118万人）のうち約14％（17万人）が，20～64歳の就労世代である。
- 脳卒中発症後の最終的な復職率は50～60％。発症から3カ月～6カ月頃と1年～1年6カ月頃のタイミングで復職することが多い。
- 復職に関する制度について，高次脳機能障害情報・支援センター，高齢・障害・求職者雇用支援機構，労働者健康安全機構などが情報提供を行っている。
- 復学には，家庭・学校・病院の連携が重要である。
- 就労年齢や就学年齢の患者のゴールは，自宅退院ではなく，その先にある復職や復学にある。
- 産業医・両立支援コーディネーター・特別支援教育コーディネーターと協力して，復学・復職に積極的に取り組む必要がある。

文献

1) 日本リハビリテーション医学会：市民のみなさまへ―リハビリテーション用語検索．[http://www.jarm.or.jp/civic/rehabilitation/]
2) 厚生労働省：事業場における治療と職業生活の両立支援のためのガイドライン．2016．[https://www.mhlw.go.jp/file/06-Seisakujouhou-11200000-Roudoukijunkyoku/0000204436.pdf]
3) 労働者健康安全機構：脳卒中に罹患した労働者に対する治療と就労の両立支援マニュアル．2017．[https://www.johas.go.jp/Portals/0/data0/kinrosyashien/pdf/bwt-manual_stroke.pdf]
4) 豊田章宏，他：職業リハ．2017；30(2)：12-20．
5) 佐伯 覚，他：総合リハ．2011；39(4)：385-90．
6) 和田英峰，他：北海道作業療法．2012；29(1)：9-18．
7) 田中宏太佳，他：日職災医会誌．2009；57(1)：29-38．
8) 豊田章宏：総合リハ．2012；40(12)：1515-20．
9) 佐伯 覚，他：日職災医会誌．2001；49(1)：15-8．
10) 渡邉 修：Jpn J Rehabil Med．2016；53(1)：69-72．
11) 山崎裕功：リハ医．2002；39(8)：445-50．
12) 国立障害者リハビリテーションセンター：高次脳機能障害情報・支援センター―就労支援について知りたい―．[http://www.rehab.go.jp/brain_fukyu/how06/]

13) 高齢・障害・求職者雇用支援機構のホームページ.
[http://www.jeed.or.jp/index.html]
14) 労働者健康安全機構のホームページ.
[https://www.johas.go.jp/]
15) 厚生労働省:障害者の方への施策.
[https://www.mhlw.go.jp/stf/seisakunitsuite/bunya/koyou_roudou/koyou/shougaishakoyou/shisaku/shougaisha/index.html]
16) 峰松一夫, 他:脳卒中. 2004(2);26:331-9.
17) 栗原まな:J Clin Rehabil. 2015;24(9):885-92.
18) 栗原まな, 他:リハ医. 2005;42(2):131-7.
19) 国立がん研究センターがん対策情報センター:がん専門相談員のための小児がん就学の相談対応の手引き. 2014.
[https://ganjoho.jp/data/hospital/consultation/files/shugaku_guide01.pdf]

徳永 誠, 橋本洋一郎

I
II
III
IV
V

索引

記号

欧文

A

C

D

E

F

G

H

I

J

L

M

和文

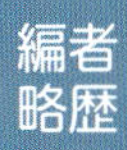

峰松一夫（みねまつ かずお）
国立循環器病研究センター名誉院長

1977年　九州大学医学部医学科卒業　第二内科入局
　　　　九州大学医学部附属病院内科研修医
1978年　福岡大学病院臨床研修医（内科学第一）
1979年　国立循環器病センター内科レジデント
1982年　内科脳血管部門医師（山口武典部長）
1987年　同センター研究所脳血管障害研究室
1989年　同室長に昇任
1990年　米国Massachusetts大学医学部留学
1992年　同上より帰国
1995年　内科脳血管部門部長
2010年　国立循環器病研究センター副院長
2016年　同上　病院長
2018年　同上退任。名誉院長，医療法人医誠会法人本部理事・臨床顧問。
　　　　現在に至る

脳卒中後の
管理と再発・重症化予防

定価（本体4,800円＋税）
2019年 3月25日　第1版

編著者　峰松一夫
発行者　梅澤俊彦
発行所　日本医事新報社　www.jmedj.co.jp
　　　　〒101-8718　東京都千代田区神田駿河台2-9
　　　　電話（販売）03-3292-1555　（編集）03-3292-1557
　　　　振替口座　00100-3-25171
印　刷　ラン印刷社

ISBN978-4-7849-5686-9 C3047 ¥4800E

電子版のご利用方法

巻末の袋とじに記載されたシリアルナンバーで，本書の電子版を利用することができます。

手順①：日本医事新報社Webサイトにて会員登録（無料）をお願い致します。
（既に会員登録をしている方は手順②へ）

日本医事新報社Webサイトの「Web医事新報かんたん登録ガイド」でより詳細な手順をご覧頂けます。
www.jmedj.co.jp/files/news/20170221%20guide.pdf

手順②：登録後「マイページ」に移動してください。
www.jmedj.co.jp/mypage/

「マイページ」

▼

マイページ中段の「会員限定コンテンツ」より
電子版を利用したい書籍を選び，
右にある「SN登録・確認」ボタン（赤いボタン）をクリック

－ 会員限定コンテンツ

SN登録・確認　このボタンを押すと「会員情報変更」ページの「会員限定コンテンツ」欄が表示されます。お手元のシリアルナンバーを登録することで，該当する電子書籍，電子コンテンツが閲覧できます。

閲覧　各コンテンツタイトルのトップページが表示されます。

コンテンツ		
1336専門家による 私の治療 ［2017-18年度版］	閲覧する	
季節の救急—Seasonal Emergency Medicine	閲覧する	SN登録・確認
カラーアトラス 皮膚症状110症例でみる内科疾患	閲覧する	SN登録・確認
健診・健康管理専門職のための 新セミナー生活習慣病 第2版	閲覧する	SN登録・確認
実践 子どもの漢方	閲覧する	SN登録・確認
糖尿病と骨粗鬆症—治療薬を考える	閲覧する	SN登録・確認

▼

表示された「会員限定コンテンツ」欄の該当する書名の右枠にシリアルナンバーを入力

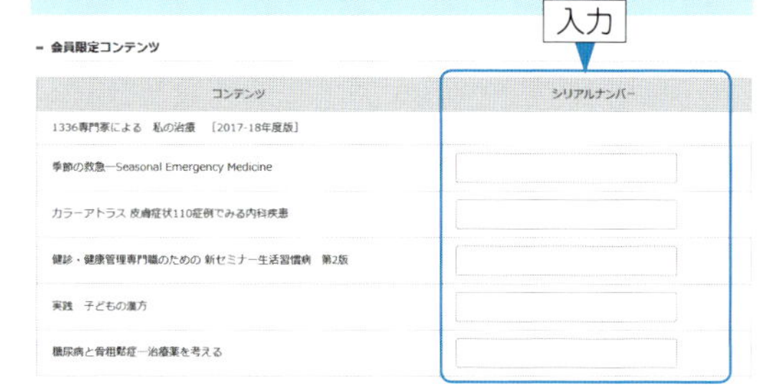

下部の「確認画面へ」をクリック

▼

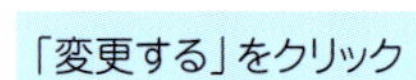

「変更する」をクリック

会員登録（無料）の手順

1 日本医事新報社Webサイト（www.jmedj.co.jp）右上の「会員登録」をクリックしてください。

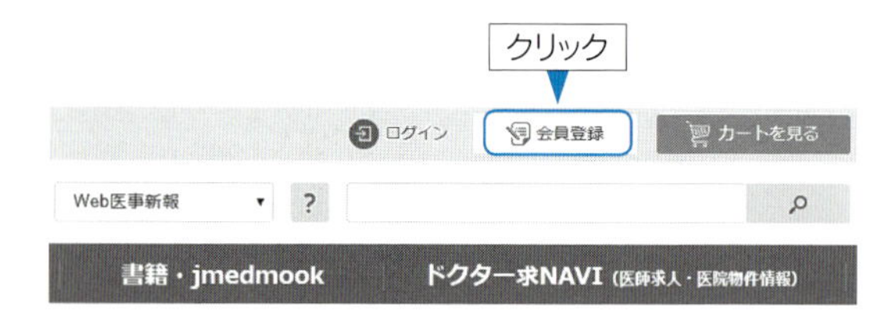

2 サイト利用規約をご確認の上（1）「同意する」にチェックを入れ，（2）「会員登録する」をクリックしてください。

3 （1）ご登録用のメールアドレスを入力し，（2）「送信」をクリックしてください。登録したメールアドレスに確認メールが届きます。

4 確認メールに示されたURL（Webサイトのアドレス）をクリックしてください。

5 会員本登録の画面が開きますので，新規の方は一番下の「会員登録」をクリックしてください。

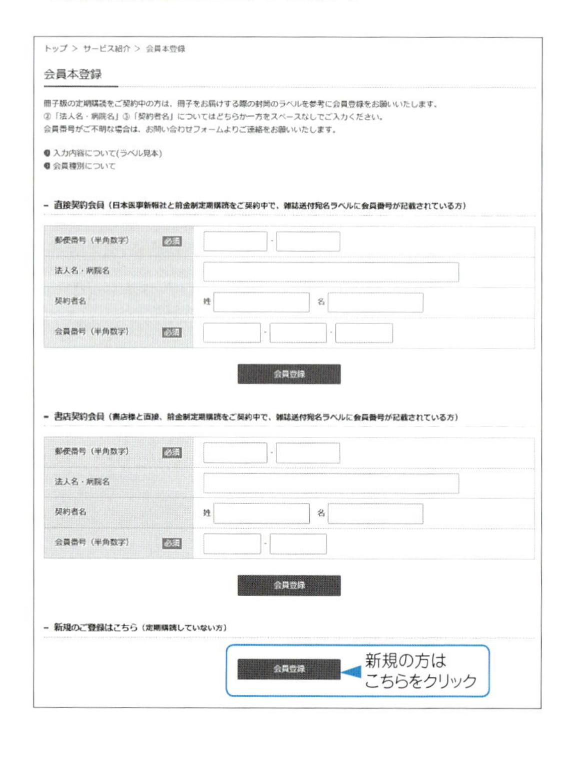

6 会員情報入力の画面が開きますので，（1）必要事項を入力し（2）「（サイト利用規約に）同意する」にチェックを入れ，（3）「確認画面へ」をクリックしてください。

7 会員情報確認の画面で入力した情報に誤りがないかご確認の上，「登録する」をクリックしてください。